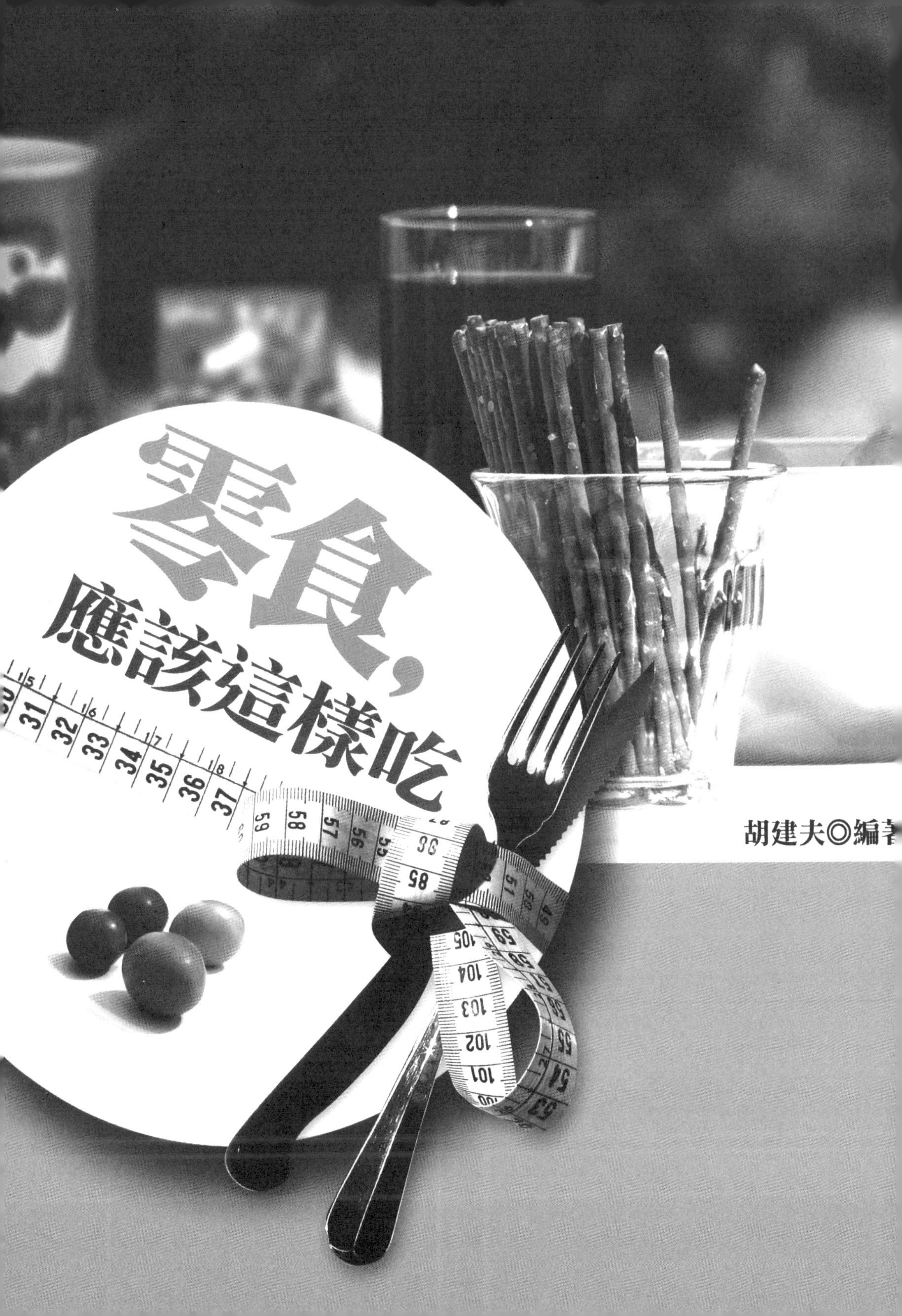

零食，應該這樣吃

胡建夫◎編著

前言

關於零食，大家肯定非常熟悉。

在每個角落：家中的冰箱，辦公室的抽屜，學生的書包，每個正在行走的「口袋」裡；在每個時刻：早上、中午、晚上、戀愛中、失意中；在每個地點：遊樂場、電影院、街頭路上、旅行途中；在每個人的手裡：寶寶、少男少女、上班族、孕媽咪、中老年人……如果將大家吃零食的鏡頭合在一起，我們將看到無數的嘴巴在不斷地蠕動，無數的咀嚼聲不絕於耳……

由此可見，零食無處不在，已經成為我們生活中不可缺少的一部分。

當你走進超市，推著購物車來到零食專區，迎面而來的是糕點、糖果、飲品、休閒食品等成千上百種的商品，面對著誘人的色彩、奇異的包裝、特殊的口感和口味時，怕變胖、怕危及健康的你，會不會將手中心愛的零食拿起又放下，放下又拿起來，比對熱量、觀察成分，在該吃還是不該吃之間猶豫不決呢？

零食對於我們來說是一把雙刃劍，一直以來，這些琳瑯滿目、五彩繽紛的零食就是這樣讓人愛恨交織，欲罷不能。

那麼，我們該如何來吃零食呢？零食怎樣吃才能滿足我們的要求呢？

讓青少年兒童滿足身體發育所需要的營養需求，更好地學習和成長；讓上班族解除疲勞，緩解壓力，將電腦的輻射拒之門外；滿足孕媽咪和肚中的胎兒對優質蛋白、碳水化合物、維生素、礦物質以及微量元素的需求；滿足老年人由於身體機能的下降來靠零食加餐，進而實現益壽延年的夢想……

以上所有的要求，本書都能一一為你解答。

打開這本書，將帶你走進這形形色色零食的世界，刷新你的零食領域，以全新的概念和思路引導你對零食的選擇和食用，讓零食為你的健康和美麗負責到底！

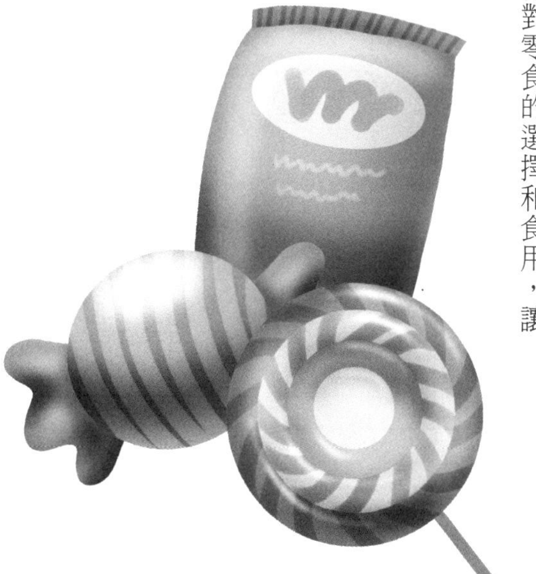

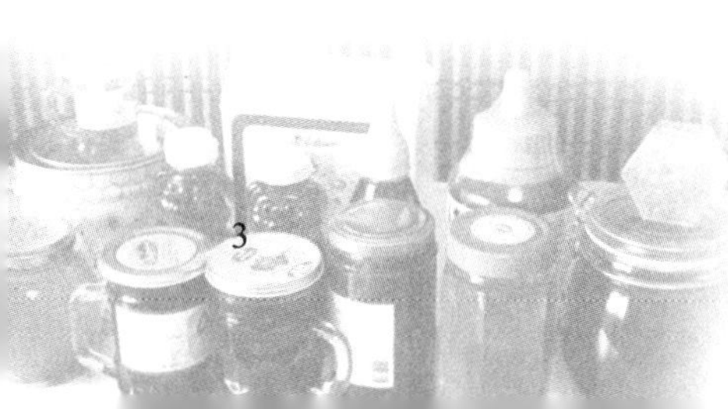

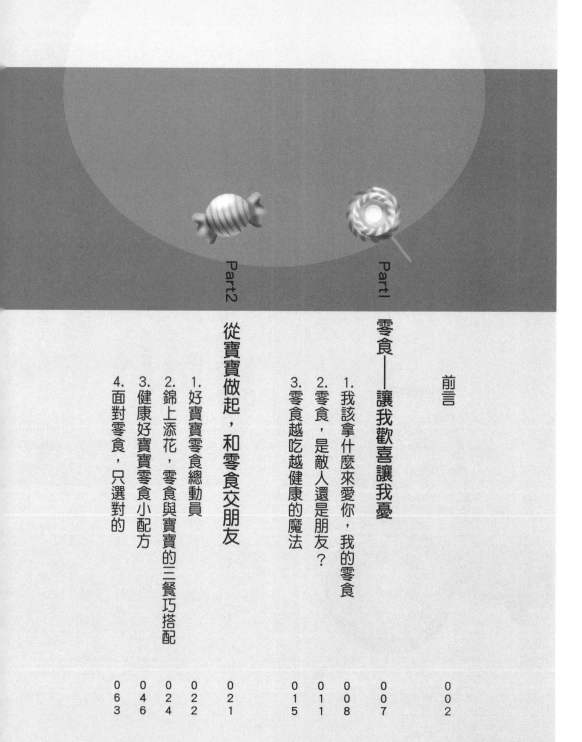

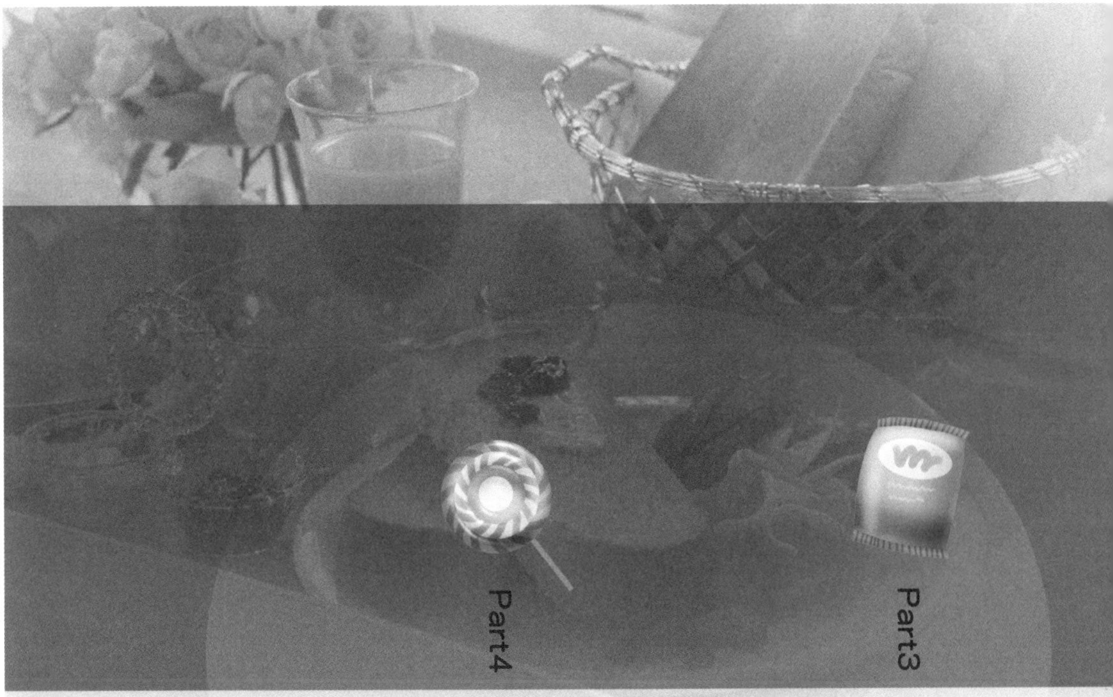

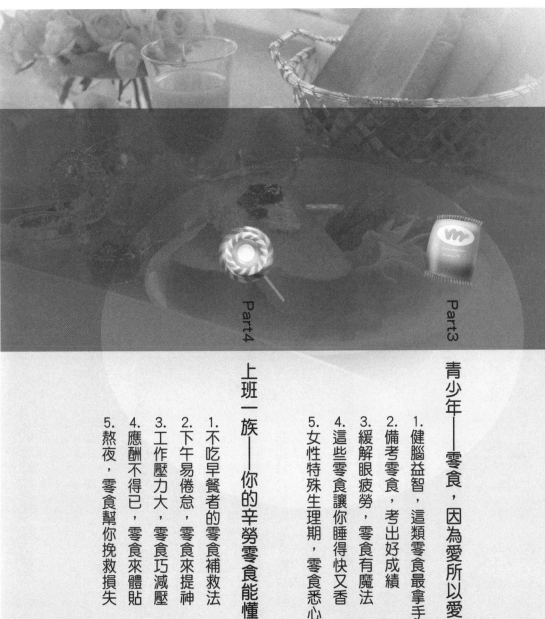

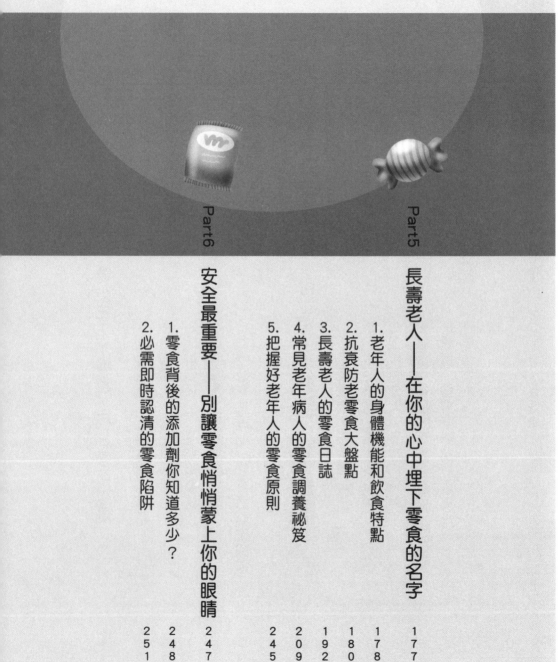

Part 1

零食——讓我歡喜讓我憂

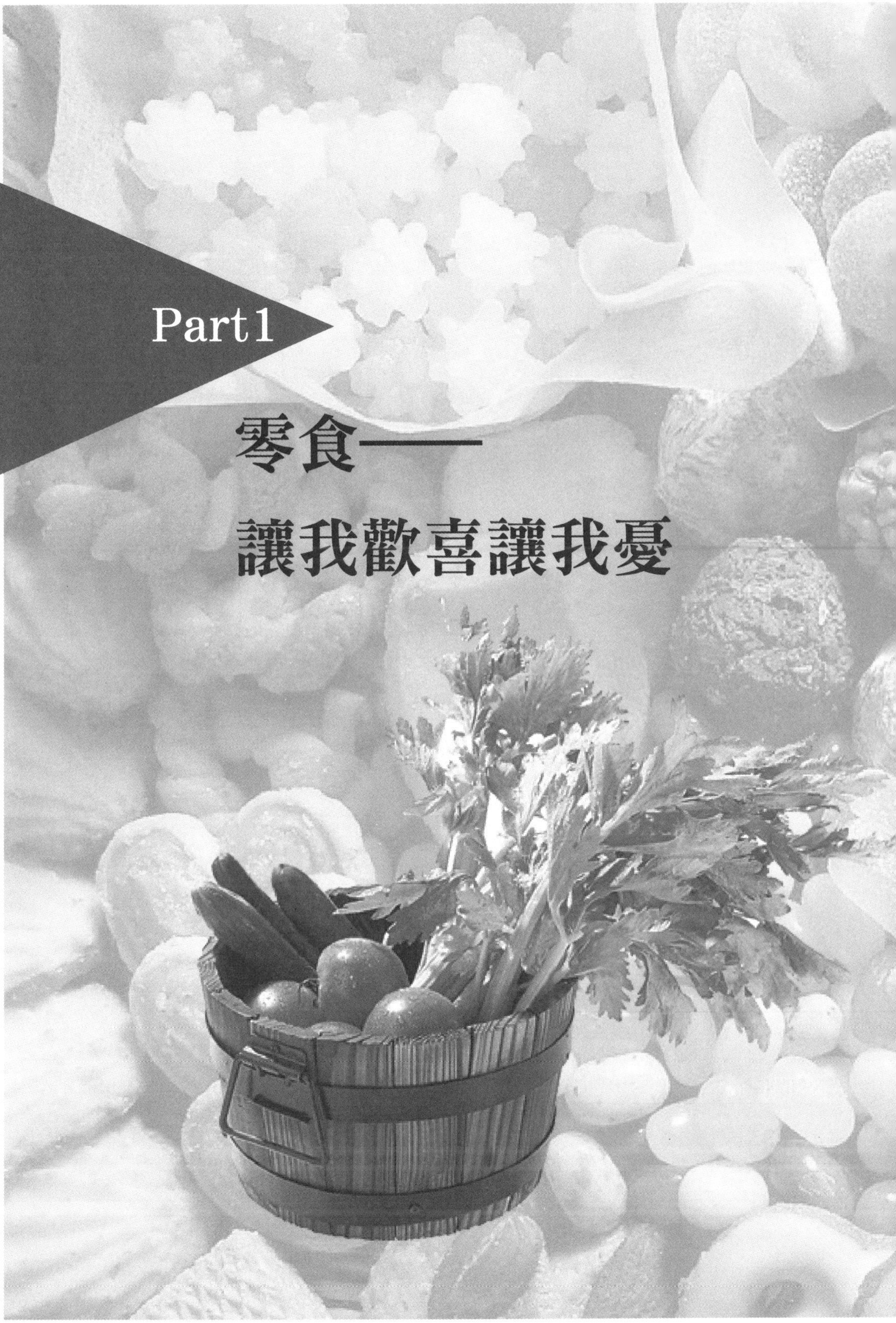

1 我該拿什麼來愛你，我的零食

說起零食，相信大家已經很熟悉了，如果向大家提問，喜歡吃零食的人請舉手？估計絕大多數的人都會立即舉手回應，誰又會不喜歡吃零食呢！

隨著人民生活水準的提高，現在市面上的零食更是多種多樣，數不勝數，進入超市你會看到整排整排的貨架上，放的都是琳瑯滿目的零食，讓人眼花繚亂。很多人都會在這些五顏六色的零食面前，「亂花漸欲迷人眼」般地難分難捨，留連忘返。

市面上的零食大體而言，共分為9大類：

肉脯類：如牛肉乾、牛肉脯、豬肉粒、魚乾和魚片等；

甜品類：包括軟甜品和硬甜品，軟甜品如冰淇淋、布丁、奶昔等，硬甜品如派、蛋撻、巧克力、蛋糕等；

膨化類：如蝦條、薯片、魷魚酥、蔬菜圈和爆米花等；

蜜餞類：如話梅、涼果、葡萄乾、蜜餞、水果乾和瓜果乾等；

飲品類：蔬果汁、可樂、汽水、紅茶、綠茶、花茶、珍珠

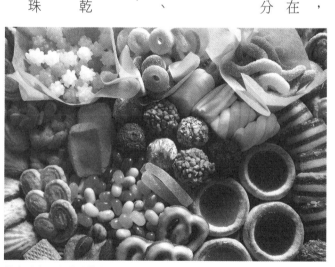

零食以它獨有的攜帶方便、口味多樣、樣式靈活的方式，迅速贏得了所有人的青睞。

奶茶等；

糖果類：分硬糖、軟糖和口香糖三種，硬糖如水果糖、薄荷糖、棒棒糖等，軟糖如牛奶糖、QQ糖、棉花糖，口香糖如薄荷口香糖、木糖醇口香糖等；

餅乾類：各種夾心餅乾、非夾心餅乾、巧克力棒、雪米餅、蛋捲等；

堅果類：葵花籽、核桃、松子、栗子、開心果、花生、腰果等；

蔬果類：蕃茄、小黃瓜、蘋果、梨、草莓、櫻桃、柳丁、檸檬等。

五花八門的零食，給我們帶來了無數的口味和選擇，於是很多人都迷失在零食的世界中，小至幼童，大至老年人，都成了零食的愛好者。以零食代替早餐，用飲料代替喝水，工作的時候吃零食，下班的時候吃零食，看電視的時候吃零食，上網的時候吃零食，在車上吃零食，在路上也吃……這個時代人們對零食的依賴，超過了歷史上所有的時期，零食成為人們生活中不可缺少的東西，成為我們飲食、休閒、娛樂生活的一部分。可是，這些蜂擁而至的零食也給人們的身體健康帶來了隱患。

首先從兒童說起，孩子們選擇率比較高的漢堡、各種糖果、膨化食品、油炸食品等，是高糖、高脂、高鹽的「三高」食品。這些食品中常常添加一些色素和添加劑，經常大量食用會導致兒童高血壓病、肥胖症、厭食症等慢性疾病的發病率增高。超標的添加劑，對兒童的肝、腎功能有很大的影響，如果經常食用這些加入防腐劑、色素、甜味劑的食品，還會對兒童的中樞神經系統造成傷害。另外，高鹽類的食物還會增加兒童的腎臟負擔，並對其心血管系統存在著潛在的不良影響。長期吃零食的孩子，由於營養不良，不是發育不良而變成了「豆芽」娃娃，就是高糖飲食將孩子們變成了「小胖子」。

對於成年人來說，零食也成了一些疾病的罪魁禍首。

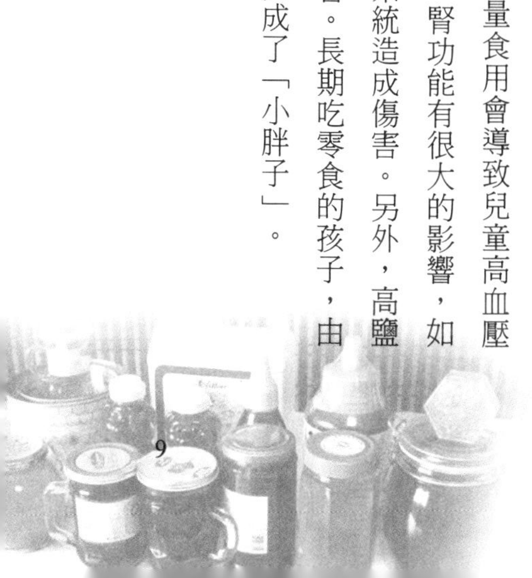

比如許多女性平時特別愛吃高醣類、高脂肪、高膽固醇的飲料或零食，這種飲食習慣所導致的直接後果就是發胖，而肥胖正是患膽結石的重要誘因。有些女性太過依賴零食，長期不吃早餐或以零食代替早餐，這樣就會增加細菌繁殖，容易促進膽結石的形成。特別是40歲以上肥胖女性，是膽結石的易發人群。膽結石一旦形成，就可能會變成癌。

不僅如此，據科學家研究發現，很多癌症也與貪吃零食有關，在某種意義上來說，貪吃零食和受到輻射一樣會讓人易患癌症。這是因為，人體的遺傳物質——DNA的合成與修復需要葉酸、維生素B_{12}、維生素B_6、維生素C、維生素E等營養素，如果這些營養素不足，會導致DNA損傷無法修復，其後果與輻射帶來的傷害非常相似，缺乏維生素A、維生素B_2、維生素C、維生素E的人更容易患癌症，包括肺癌、胃癌、乳腺癌、子宮頸癌等。

生活中，許多人在上班前沒時間吃早餐，或者早上的時候只能用餅乾湊合，中午的時候就用速食麵來果腹，晚上以冷凍食品加熱來解決；在饑餓的時候用大量零食充饑，渴了便求助於甜飲料來解渴，這樣的飲食習慣，怎能不造成維生素缺乏的狀況發生？特別是腦力勞動者，在工作過程中，會消耗大量的維生素，如果總是以零食果腹，更容易成為癌症的高發人群。

我們身邊許多人對癌症充滿了恐懼，害怕色素、害怕污染、害怕輻射，卻不知道錯誤的飲食習慣也是造成癌症的重要原因。不衛生的食物會給人們帶來疾病和痛苦，但這些都是容易看見的，殊不知，營養不平衡的食物也同樣會給人們帶來疾病和痛苦，只是因為致病過程比較緩慢，往往容易被人們所忽視而已。

面對美味與風險並存的零食，在誘惑與健康之間，我們又該何去何從？

2 零食，是敵人還是朋友？

零食給健康帶來的諸多危害，看起來像是危言聳聽，其實不然，如果不能合理食用零食，注意營養平衡的話，零食就會成為人類的敵人。

任何食物都有兩面性，就拿我們最經常吃的葵花籽來說，葵花籽本身營養豐富，其維生素、蛋白質、油類含量都屬佼佼者，人們經常食用可益智健腦、安定情緒、抵抗衰老、防治失眠、預防癌症、高血壓、心臟病等疾病，但對於糖尿病人來說，食用不當就會升高血糖，十分有害。就正常人來說，大量吃瓜子，也會導致口腔潰瘍、牙齦炎、齲齒、消化不良等病，而且還使味覺遲鈍，食慾減退。這樣看來，葵花籽豈不是又成了我們的敵人？

所以，如何將零食合理食用，將它有益的一面多加利用，有害的一面避開，服務於我們的健康，就成了亟待解決的問題。

現在，就讓我們來認識零食對健康有益的一面：

1、調劑正餐的單調，享受生活樂趣。

生活中，我們的正餐大多都是菜配主食，熱炒、涼拌、蒸、燉、煎、煮，但比起零食日日翻新的花樣和口味來說，簡直就是小巫見大巫，相較之下我們的正餐就變得單調多了。我們天天吃正餐，往往會感覺到乏味，於是面對零食的誘惑我們就能理所當然的接受了。相對於正餐而言，零食不僅豐富，而且

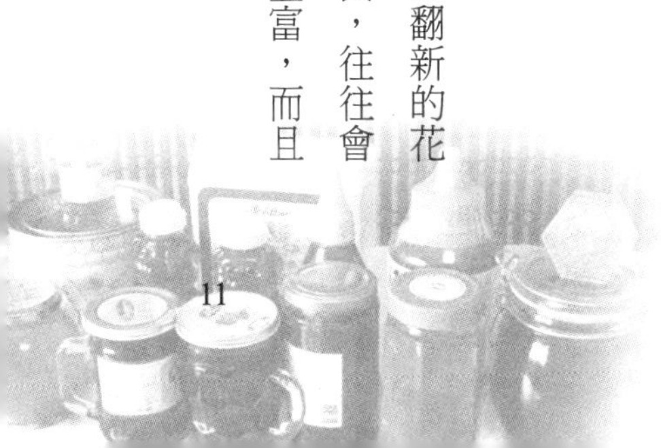

精緻、誘人。日常生活中，比如各式各樣的巧克力、糖果、點心、膨化食品、堅果、乾果、乳製品等樣式多樣，製作精巧，再加上各式各樣不同於傳統的烹飪方法，總能從包裝、感官、味道上給予我們帶來美的享受。因為這零食的介入，讓人覺得生活的樂趣隨手拈來，生活也就因此而豐富多彩起來了。

2、與正餐相得益彰，均衡營養

一日三餐的樣式較為有限，做來做去一般就那麼幾種，加上工作的原因，誰也沒有時間一頓飯做上十幾種樣式以供營養多樣化，結果常常導致熱量有餘，均衡不足。這樣一來，如果餐間進食適當的零食，就可以更好地滿足身體對多種維生素和礦物質的需要，所以，合理食用零食就能與正餐相得益彰，均衡營養了。

3、轉移注意力，緩解精神壓力

節奏日益加快的現代生活中，懂得如何排解壓力、舒緩心情、調整生活狀態、獲得良好的情緒，已經成為人們在社會立足乃至取得事業成功的基本素質，許多人尤其是知識女性，情緒低落時適當吃點零食，能達到轉移注意力，緩解壓力的作用。

其實，我們吃零食的目的，並不只是僅僅停留在滿足腸胃和充饑需要的層面上，而是在於對緊張情緒的緩解和內心孤獨感的消除。另外，零食有些時候還能充當一些仲介作用，比如戀愛中的情侶為什麼就特別喜歡吃零食呢？這是因為有些零食有使人心情愉悅及美容作用，為戀愛中的人助性、助情，點燃熊熊愛火。而日常生活中，吃零食的時候也會產生如談情說愛時一樣的體內反應物質，進而調動情緒，讓人情緒愉悅。

4、營造融洽的氣氛，拉近人際關係

在我國，逢年過節到處串門子是自古以來的傳統，尤其我們最重視的傳統節日——春節的前前後後，從臘月底到正月十五，相互之間拜年、問候，席間自然是少不了各式各樣的零食。一年之中不常見面的親朋好友，嗑著瓜子、品著香茶、來塊點心的同時，聊聊天、敘敘舊，一種新朋舊友、遠親近鄰和諧融洽的氣氛就彌漫開來，一年之中因為不相見而產生的隔閡也就因此消融了。即使是上班族在沉悶冷漠的辦公室裡，利用閒暇之餘，分一些零食大家共用，原本隔閡的同事之間也就無端多了幾許親密，話題也就融洽、和諧了許多，進而拉近了同事之間的關係，有利於工作的開展與合作。

5、滿足特殊人去加餐的需要

正常情況下，我們一般人基本上可以透過一日三餐來滿足生理對營養的需要，但有幾類特殊人群就須補充一些零食才能維持身體健康。

第一類是學齡兒童：這個階段的孩子正處於長知識、長身體的時期，又加上胃較小，學習任務重，活動時間長，體力消耗大，兩餐之間相隔時間長，這就要求學齡兒童必需靠加點心來滿足孩子的營養需求，進而使孩子學習效果增強，提高身體素質，滿足身體發育的需要。

第二類是孕媽咪：孕婦由於特殊情況，營養需要量相當大，但是，由於懷孕後期胎兒壓迫消化系統，食後飽脹感重，以致影響食物量。這就要求孕媽咪來靠一些零食來補充自己和胎兒的營養，如果這段時期孕媽咪的營養不足，就會直接危害胎兒和孕婦的健康。

第三類是老年人：老年人由於年齡原因，消化系統功能減退，食用正餐時候，如果吃得飽就會一時

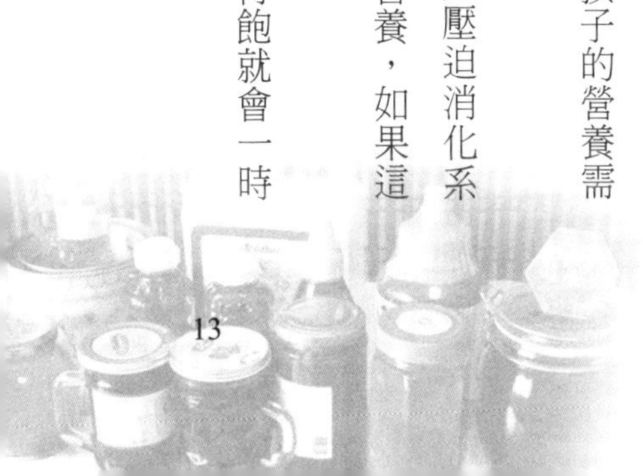

難以消化吸收，給胃腸道帶來較多負擔，進而常常會出現一些消化不良的症狀。因此，對老年人而言，解決這個問題的方法就是少食多餐，正餐的時候以七成或八成飽為好，在兩餐之間感到餓了，則吃一點易消化、富於營養的零食來補充。

第四類是糖尿病患者：由於糖尿病患者要嚴格控制飲食，每餐不宜進食過飽，宜吃七、八成飽，在兩餐之間進食一點易消化、富於營養的零食來保證營養供給。同理，一些腸胃病患者也是如此。

由此看來，小小的零食，也有大學問，只有正確食用零食才能給人體的健康加油助力。所以，如何將零食有益的一面發揮到極致，為我們的身體健康服務，就需要我們進一步來面對和解決。

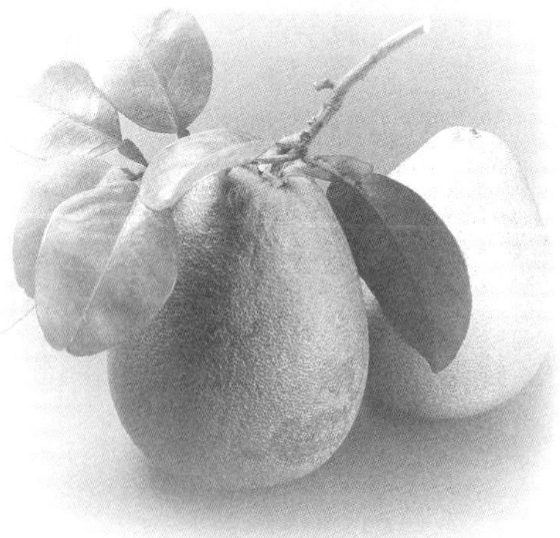

3 零食越吃越健康的魔法

一、這樣吃零食才健康

我們怎樣才能與零食成為朋友呢？不妨這樣做：

1．不用零食代替正餐

很多人由於種種原因不能準備一份早餐，就乾脆在包包裡放一些薯片、點心等零食，在路上吃或班上吃，甚至還有人正餐之後，總有些意猶未盡的感覺，感覺就像沒吃舒服一樣，於是放下碗筷，接著吃零食。這樣的習慣應該杜絕，還是應以正餐為主。因為零食帶給人們的營養畢竟比較單一，並且維生素含量一般較少，如果零食取代正餐，容易導致營養不良或維生素缺乏，為人的健康埋下隱患。

2．讓兒童遠離「五高一多」

兒童喜歡吃零食，而且常常是一些不利於身體健康的零食，比較典型的是「五高一多」食品，即：高碳水化合物、高脂肪、高熱量、高鹽、高糖、多味精。這類零食一旦兒童濫食，對兒童的生長發育十分不利，應避免兒童過多進食。

3．為病人把好零食的關

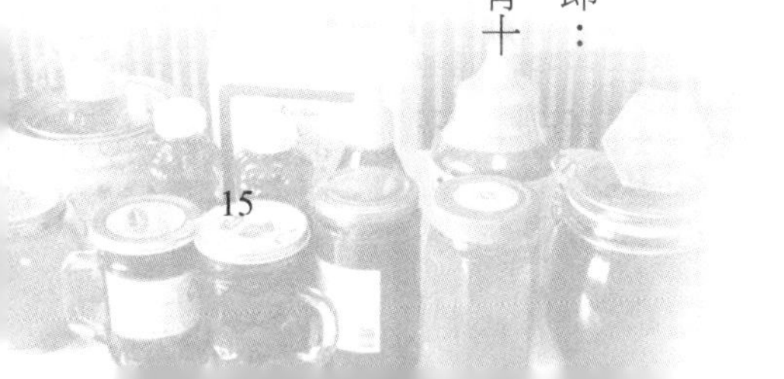

人們在探視病人的時候，常給病人帶一些零食以示慰問，也是人之常情，但常常有些病人因為病情好轉，心情大好就開始毫無顧忌、毫無選擇地吃。這時應該即時替病人的零食把好關，因為病人更需要合理控制飲食，否則病人的恢復往往就會受到阻礙。

4．吃零食講技巧

每個人都有自己的特點，所以不妨可以根據自己正餐營養的攝入情況和身體狀況，來選擇零食。比如，在正餐的時候吃得比較素，在吃零食的時候，就應選擇一些能補充蛋白質的零食來食用。如果正餐吃得比較飽，則應選擇一些助消化的零食。高血壓患者不妨進食一些有助於降壓的零食，而糖尿病患者進食些降血糖的零食。這樣一來，既能攝取營養，又能防治疾病，可謂一舉兩得。對於孩子，餐間適當進食一些堅果類零食，因為堅果類零食大都有益智健腦的作用，對兒童的大腦發育有益，可適當進食。這樣一來，巧吃零食，巧補營養就能將零食的特長發揮到極致，健康也就有了保證。

5．經常變換零食的種類

有些人在挑選零食的時候，也會出現偏食現象，在認準了一個喜歡的品項以後，「從一而終」再也不換樣，這種飲食方式不好，經常變換一下零食的種類，可攝取不同的營養。你可以嘗試與同事在工作休息之餘，一起分享相互之間的零食，這樣既豐富了零食種類，又融洽了氣氛。在挑選零食的時候，不妨經常變換一下種類，這樣，胃口可以在這個過程中不斷得到各種新異食品的刺激，可保持其活力。

6．自己動手做健康零食

市面上的零食在製作過程中，常常會加入一些添加劑，長期食用會對人體健康造成一定影響。所以，不妨自己動手做一些零食來吃，自己動手既乾淨又健康，不會添加任何添加劑，安全放心，並且還能在製作過程中享受意想不到的情趣，豐富了自己的生活。

7．注意吃零食的方法

我們吃正餐的時候要講究細嚼慢嚥，吃零食也是如此。因為只有細嚼慢嚥，血糖保持一定濃度，大腦才有時間獲得「飽」的信號，這樣就可以避免正餐時因饑餓感而吃得過快過飽。值得注意的是，吃零食僅僅是為了消除緊張或補充營養，不可過量，否則就會奪了正餐的位置，反而會得不償失了。

8．掌握吃零食的時機

當我們在處於焦慮、緊張、憂鬱和疲勞的狀態時，如果吃點點心、水果、瓜子或喝杯飲料等，都會感覺情緒變得好一些，這是因為這些零食有助於消除緊張和疲勞，保持心理平衡；人體一次能夠消耗的食品量有限，若一次大量進食，未能消耗的多餘熱量便會轉化為脂肪，所以，可把正常卡路里的熱量平均分在一天內多個時間段汲取，將食物中熱量轉化成脂肪的比例減至最低，所以每3～4個小時進食零食，有利於保持身材苗條。

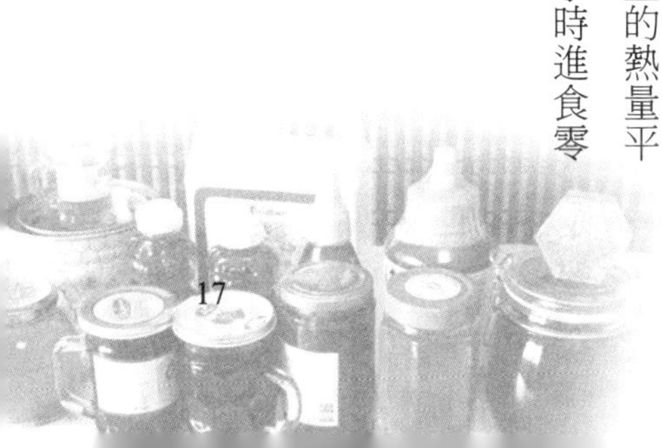

二、健康零食健康吃

我們不妨把零食分成「綠燈行，紅燈停，黃燈等一等」三個級別，這樣也就能夠真正達到「健康零食健康吃」的境界了。

綠燈行

能大開綠燈的零食，當然就是具有高營養低脂肪的食物了，如一些不太甜的麵包和三明治，乳製品、豆類製品，低脂乳酪、含粗纖維的全麥餅乾或一般的巧克力餅乾，葡萄乾、杏脯、無花果等乾果，還有一些綠茶、花茶等飲品都是不錯的選擇。此外，一切新鮮的蔬果都一律綠燈開到底。這些食物當零食既營養又低脂肪、低熱量，多吃不會導致發胖，真正的營養又健康。

紅燈停

一律紅燈「stop」的零食，主要包括含糖分較多的巧克力、高鹽類食物、含糖量高的糖果、碳酸飲料、油炸的薯片或薯條、酥皮點心、夾心餅乾、奶油蛋糕以及街頭油炸食物等。這類零食糖分、鹽類和脂肪含量極高，營養含量卻極低，所以平時應該

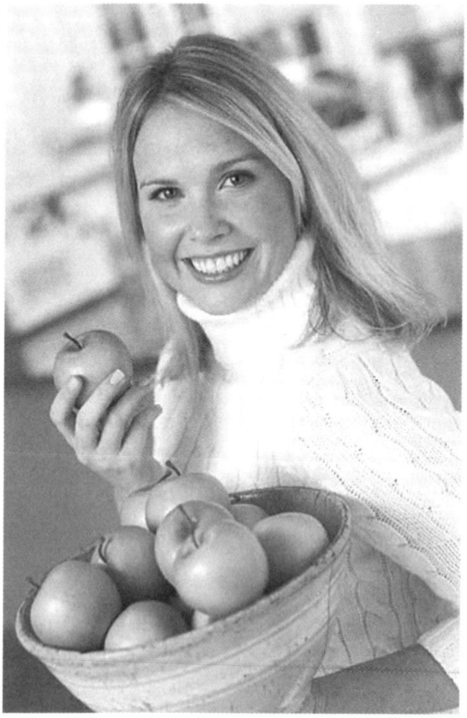

要學會理智面對超市裡不斷花樣翻新、極具誘惑力的零食，並且講究技巧，有效抵抗零食的不良誘惑。

盡量避免食用。尤其是有些奶油蛋糕，奶油是用人造奶油做成的，這些人造奶油中含有對心臟有害的反式脂肪酸，食用後對身體健康十分有害。另外，油炸的肉類食物中則可能含有苯並芘等致癌物質，更不提倡食用。

黃燈等一等

有些零食營養價值高，但糖分、油脂含量也高，所以在選擇這類食物的時候要注意了，可食用，但要控制食用的數量和次數。黃燈系列零食主要包括點心、有餡的甜麵包、奶昔、可可以及堅果類食物等。雖然零食中的奶昔和可可都屬於乳類產品，會在食用的時候為人體補充鈣質，但糖分含量相當高，屬高熱量食物，因此不宜過多食用。堅果類食物雖然對健康十分有益，無奈植物脂肪含量太高，吃多了很容易導致肥胖，因此也只好劃入黃燈系列了。

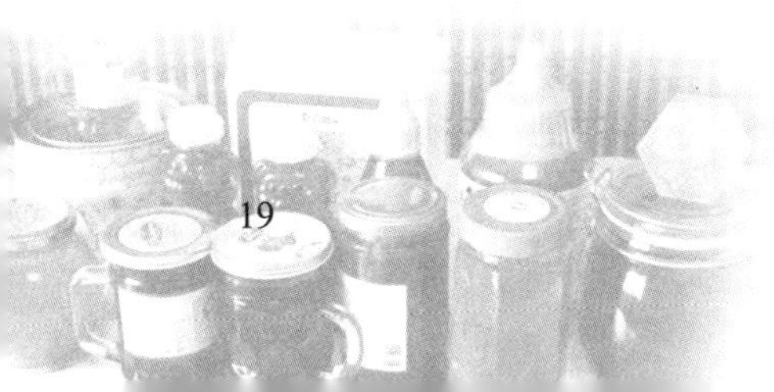

三、「怕胖一族」巧吃零食

不想變胖就是要躲開特別容易致胖的零食，這些零食主要是：油炸食品如炸餅、炸豆乾、炸雞塊、炸熱狗等，這些含油量和熱量都是一級高，少碰；蜜餞類食品如葡萄乾、杏乾等，簡直就是用糖泡製出來的，糖分高、體積小，讓人不知不覺就會吃過量，少碰；高糖高熱量的甜食如巧克力、霜淇淋、奶油蛋糕等，不用說了，少碰吧。當遇到這些食物，又按捺不住想吃的時，不妨來招偷樑換柱的絕招吧，就是拿低熱量不發胖的零食來代替致胖的零食，如一包果汁QQ糖含熱量約130卡，如果換成一包無糖口香糖，則只有約5卡，可節省125卡；又比如炸薯條1份75克約185卡，換成烤紅薯75克約92卡，節省93卡。這樣，掌握了偷樑換柱的竅門就既能滿足吃東西的慾望，還能控制攝入的熱量，有效防止發胖。所以，以後要是想吃奶油小蛋糕就用全麥麵包來代替，烤玉米用煮玉米來代替，霜淇淋用刨冰來代替，葡萄乾用新鮮葡萄代替，冰紅茶用果味礦泉水來代替……

有了以上這一大堆吃零食的學問，就不怕零食來傷害你，實現無憂無慮吃零食又保健康的夢想了。

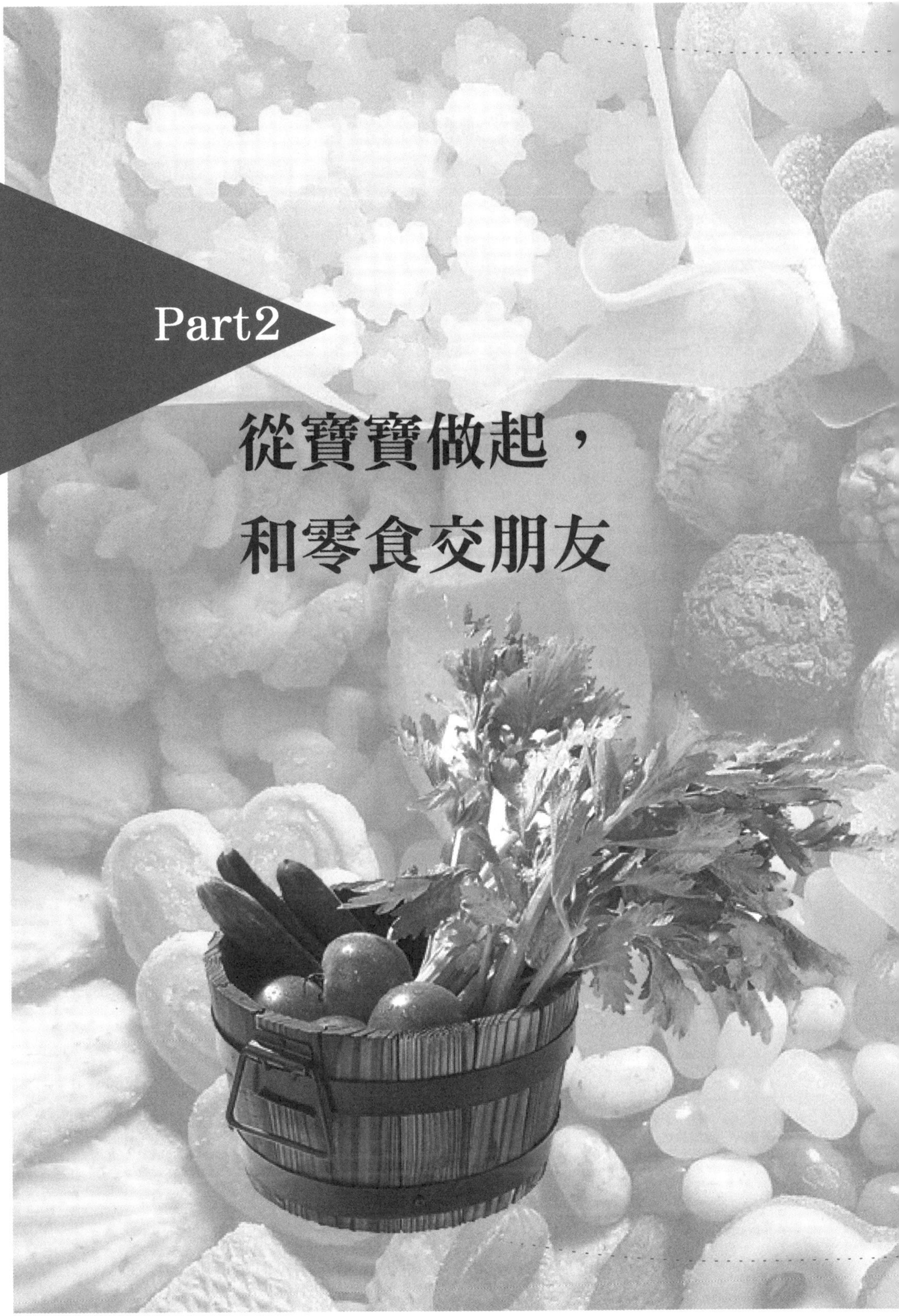

Part2

從寶寶做起，和零食交朋友

1 好寶寶零食總動員

面對零食，小孩子來者不拒，家長卻往往表現出兩種極端的態度：有些家長非常嬌慣孩子，不管孩子吵著要什麼零食，只要孩子喜歡，就會投其所好；有些家長則認為零食對孩子健康不利，採全盤否定策略，一點都不許孩子吃。這兩種截然不同的做法都不科學，對零食存在著誤解。

首先，我們從孩子的生理和心理特點來看，小孩子愛吃零食是正常的。因為越來越注重包裝來吸引目光的零食，會引發孩子的好奇心，而且其中偏甜的、酸甜或辣香等多花樣的口味，給孩子們帶來了不同於家庭主食的新鮮感，所以，十個孩子中有九個都愛吃零食的現象也就不足為怪了。

其次，從孩子的生理需求來看，孩子是需要零食來補充身體的營養需求的。所謂零食，從營養學家的角度來說，是非正餐時間所吃的各種食物的總稱，零食對於正餐、主食而言，有一種額外、輔助的作用。從處於生長期的兒童的身體發育特點和飲食特點來看，兒童正處於身體成長和智力發育的旺盛期，需要充足的能量和營養素來即時補充身體的需要。由於此時的兒童具有生性好動、活動量大、基礎代謝

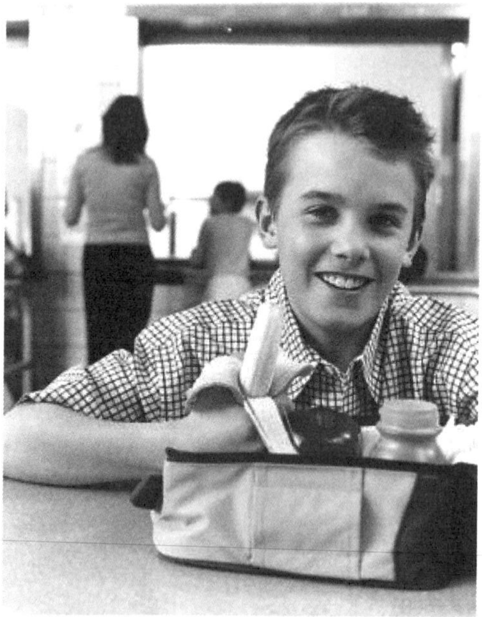

面對零食的誘惑，做家長的應該引導和控制自己的孩子在不影響正餐的前提下，適度適量、合理地選擇健康的零食。

快的時候，加上孩子的胃還沒有發育完全，排空時間比較短，所以，孩子比大人更容易感到饑餓。一般情況下，5歲前的孩子吃飽後，只需要2個小時就會感到饑餓，孩子一般一天內會有5～6次饑餓感，所以，單純的一日三餐已經不能滿足正在生長發育的孩子的營養需要，此時，零食就在為孩子提供營養方面，扮演著額外、輔助的角色。

所以，三餐之外的零食就是孩子獲得生長發育所需要營養即時補充的途徑之一。一概抹殺、全盤否定零食的方式，是不足取的，因為零食也有其獨特的優點；但是如果一味滿足孩子的任性要求而不加以阻止，孩子因為吃太多零食而佔據了主食的位置，長此以往則容易引起營養不良，對孩子的健康成長十分不利。

認識到這一點，如何為孩子安排好營養健康的零食，合理的數量和進食時間，讓孩子吃得開心，吃得健康又營養，讓孩子健康快樂地成長，就成了父母的一項重大工程。

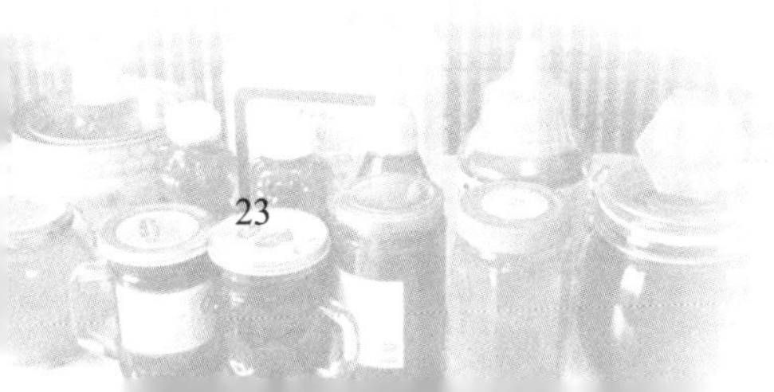

2 錦上添花，零食與寶寶的三餐巧搭配

一些匆忙上班的父母不僅自己吃不上合理的早餐，常常使孩子也受連累。一些粗心的父母往往急急忙忙往孩子的書包裡塞幾塊餅乾或薯片，讓孩子自行解決了事，還有的父母帶著孩子隨便從路邊攤買點包子、油條、餡餅等邊走邊吃去上學。

這些行為都是不可取的，不吃或吃不好早餐的危害對大人來說是極大的，更何況幾歲的孩子。一般來說，理想的早餐的營養包括四部分：碳水化合物、動物性蛋白、奶類和蔬果。所以，無論如何，為孩子準備一份營養豐盛的早餐是每個父母的責任。

由於我們成年人採取的都是一日三餐的飲食模式，這種每天過於集中的餐次，食量過大、餐距過長、腸胃時緊時鬆，其實是不利健康的。專家建議孩子們可以採用少食多餐的「3＋3」模式——3次正餐七八分飽，3次「餐間餐」少量進食。這樣既能滿足孩子的身體發育特點和營養需求，又能減少每餐後胃腸、心臟、膽囊、胰腺的負擔，有利於身體健康。

上午10：00

由於孩子的活動量大，胃容量小，又加上基礎代謝比成人要高，所以大約在上午10點左右就會感到饑餓。如果孩子饑餓不能得到即時的營養補充，就會出現注意力不集中、學習效率下降的趨勢，至於體育課活動更會有跑不動，跳不高的情況出現。

所以，上午10點的時候，不妨給孩子們加頓課間餐。這個時候的課間餐最好以富含碳水化合物的零食為主，但要考慮到脂肪和蛋白質含量不要過多。因為在上課的時候，孩子們的腦力活動處於十分活躍的狀態，如果適當補充碳水化合物高的零食，就可以很快幫助孩子提高體內血糖的濃度，進而產生熱量，消除孩子的饑餓感，以即時補充孩子的體力。如果進食脂肪和蛋白質過多的食物，這些食物在腸胃內不容易消化，會導致孩子腦供血不足，注意力不集中，影響學習，並且也會對午飯的食慾產生影響。

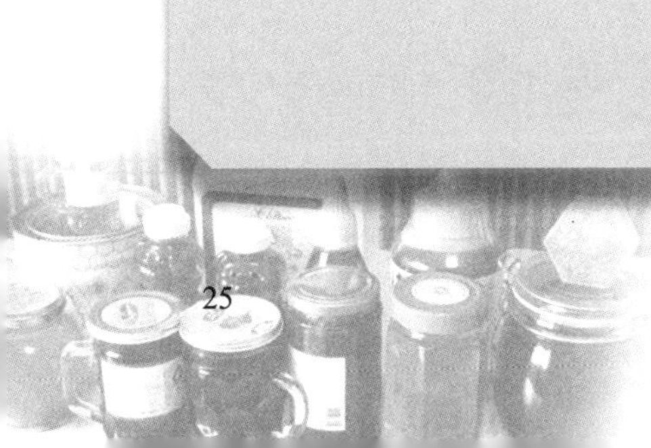

一、最佳關愛零食：麵包。

專家解讀

麵包種類很多，包括奶油麵包、丹麥麵包、法式麵包、德式麵包、吐司麵包、三明治、熱狗、漢堡等。營養素含量全面，含有蛋白質、脂肪、碳水化合物、少量維生素及鈣、鉀、鎂、鋅等礦物質，口味多樣，易於消化、吸收，食用方便的特點受到孩子們的歡迎，在孩子們上午饑餓的時候，不僅能為孩子們提供充足的養分，還能夠很好的緩解饑餓感，是孩子們上午的不錯零食必備。

這樣吃才健康

眾多麵包中，媽媽們最好為孩子挑選五穀類麵包和全麥麵包。穀物麵包大量採用穀物、果仁做為原料，含有豐富的膳食纖維、不飽和脂肪酸和礦物質，有助提高新陳代謝，有益身體健康；全麥麵包擁有豐富的膳食纖維，能比較快產生飽足感，間接減少攝取量，有助於減肥、緩解便祕、預防糖尿病、動脈粥樣硬化甚至癌症等疾病的發生。

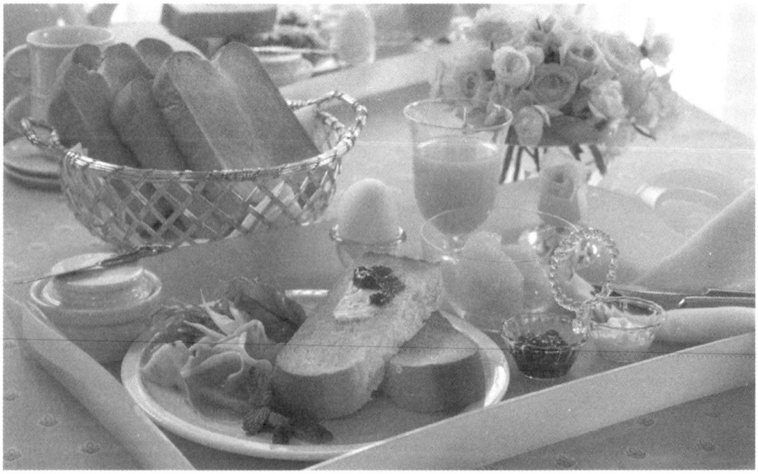

麵包又被稱為人造果實，品種繁多，各具風味。

剛出爐的麵包不要食用，因為此時的麵包還在發酵，立即吃對身體有害無益，這樣很容易得胃病，因此至少得放上兩個鐘頭後才能食用。另外，麵包在剛出爐的時候聞起來有很香的味道，其實那是麵包中飄出來的奶油香味，而麵包本身具有的風味只有在完全冷卻後才能品嚐出來。

市面上一些麵包用的起士、奶油、牛油，含有很高的飽和脂肪，此類麵包不宜過多食用。

選購小竅門

在選購麵包時，一定要認真、仔細地查看麵包的外包裝，看包裝上的標籤，特別應注意麵包的製造日期、保存期限等，只有新鮮的麵包才好吃，所以在購買的時候應特別注意。另外，由於麵包大都採用塑膠袋來包裝，這樣不僅輕便而且又能防污染，但是塑膠袋也有不透氣、容易發黴的特性，所以在選購的時候，還應注意查看麵包的外觀上是否有黴點。

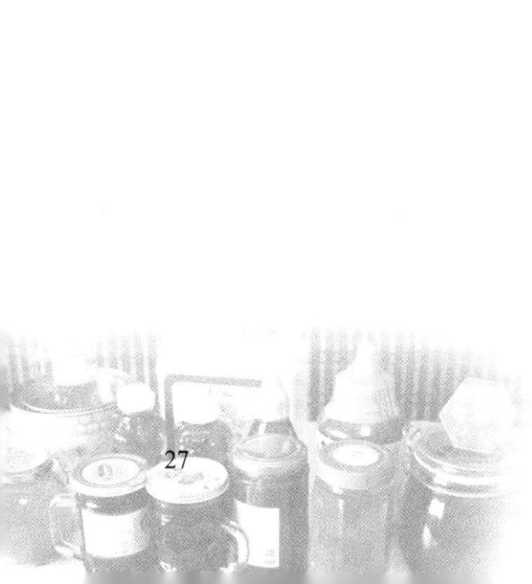

二、最佳關愛零食：蘋果。

專家解讀

對孩子們而言，在上午饑餓的時候吃個脆甜或甜中帶酸，或軟軟綿綿的香甜蘋果，不僅可以驅趕饑餓，還能提高記憶力。蘋果中含有豐富的糖、維生素、礦物質等大腦所必需的營養素，尤其是蘋果中富含鋅元素，鋅是人體內許多重要酶的組成部分，也是構成和記憶力密不可分的核酸及蛋白質不可或缺的元素，能促進兒童生長發育。營養專家建議家長，給孩子每天吃一個蘋果能夠保證孩子反應敏捷，記憶良好。

不僅如此，蘋果中還含有豐富的水溶性食物纖維——果膠，果膠有保護腸壁、活化腸內有用的細菌、調整胃腸功能的作用，還有吸收水分、消除便祕、穩定血糖、美膚、吸附膽汁和膽固醇的作用，能夠有效地防止高血脂、高血壓、高血糖，清理腸道，預防大腸癌。

蘋果因為具有如此高的營養價值和醫療價值，因此在

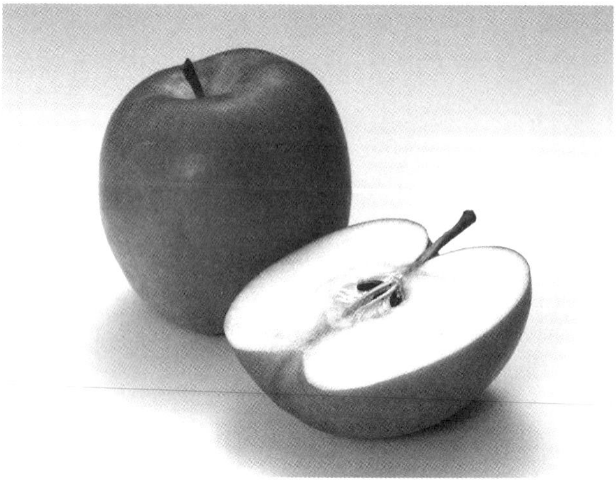

蘋果被科學家稱為「全方位的健康水果」，美國《讀者文摘》為十種對健康最有利的水果排名，蘋果佔第一位。

民間有「大夫第一藥」的稱號。在美國，很多人把蘋果做為瘦身必備品，每週節食一天，這一天只吃蘋果，號稱「蘋果日」。

這樣吃才健康

① 蘋果的營養十分豐富，在吃蘋果的時候要細嚼慢嚥，吃一個蘋果最好超過15分鐘，因為這樣不僅有利於腸胃消化，而且更能讓蘋果中含有的有機酸和果酸能有足夠的時間來殺死口腔裡的細菌，進而有效清潔口腔。

② 蘋果中的酸能腐蝕牙齒，吃完後最好漱漱口。

③ 蘋果最好不要與海鮮同時食用，因為蘋果中含有鞣酸，當與海鮮同食的時候，不僅降低海鮮蛋白質的營養價值，還易發生腹痛、噁心、嘔吐等。

④ 準媽媽每天吃一個蘋果，可以減輕孕期不適。

選購小竅門

① 選購蘋果時，應挑選大小適中、果皮光潔、色澤美觀、氣味芳香、軟硬適中、肉質細密、果皮無蟲眼和損傷者。

② 有些蘋果表面發黏，還能看到一層白霜，有些人認為這是因為果農打過臘處理的關係，其實不然，這是屬於新鮮蘋果外層的天然臘性物質，能夠保護蘋果，因此可放心購買。另外，從初春到夏季，這段時間的蘋果是儲藏過的蘋果，所以味道不是很新鮮。

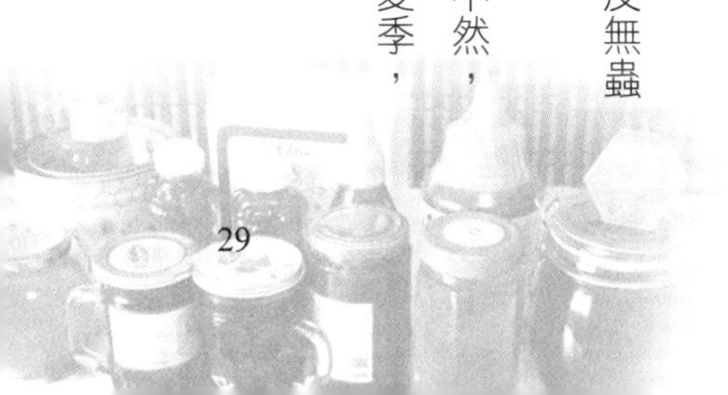

三、最佳關愛零食：杏仁露

專家解讀

對於兒童而言，杏仁露正是可以促進智力發育的「益智」飲料。杏仁露中所含有的脂肪是不飽和脂肪酸，有益於兒童的智力發育。此外，杏仁露中還含有多種維生素、氨基酸和微量元素，尤其是磷和鋅的含量特別高，磷對孩子的骨骼發育和牙齒健康都有好處，而鋅則可以促進孩子身體發育，能夠改善兒童因為而缺鋅引發的偏食、厭食、胃口不佳等症狀，尤其是對腦的發育有十分重要的作用。並且，杏仁露還具有既解渴又解餓、能熱飲的優點，孩子們一年四季都可飲用，實在是上學必備的最佳飲品。

這樣飲用才健康

杏仁露不僅是促進孩子生長發育的飲品，而且是可以滿足各個年齡層需要的健康飲品，適合全家人一起飲用。對老人來說，杏仁露最佳的飲用時間是早晨，有降低血脂、膽固醇和甘油三酯指數的作用，能預防心腦血管疾病；對上班族而言，杏仁的均衡營養能促進新陳代謝，提高免疫力；對愛美的美眉來說，杏仁露更是能達到滋潤肌膚，美容養髮，還能增加飽足感，易於控制飲食，保持苗條身材的作用。

自製小竅門

桂花杏仁露

原料：杏仁24克、桂花12克、適量冰糖。

做法：將杏仁洗淨後，放入攪拌機內打成細漿，將渣濾出後，放到鍋內加水煮。先用大火煮開後，再改用小火熬煮10分鐘，然後倒入桂花，再煮15分鐘。最後依據個人的口味加入冰糖，再煮約5分鐘即可食用。

功效：桂花杏仁露不僅具有潤肺止咳、化痰生津的作用，杏仁加入桂花後，還擁有市面上杏仁露所沒有的獨特香味。冰鎮或加熱喝口感都很好，還是女性價廉味美的養顏美容的妙品。

除了以上零食外，家長也可以給孩子們帶些自製的飲料，例如用百合和梨煮成百合梨汁，百合與梨中含有人體成長所必需的營養成分，具有補虛、止咳、有助睡眠等功效。此外，牛奶、豆漿等也是孩子上午課間餐值得推薦的流體類食物，與此同時，最好搭配些餅乾或糕點，來為孩子驅趕饑餓，補充孩子的營養。但要注意，課間餐在食用的時候，宜用小份量包裝，在滿足孩子食慾同時，補充適量的能量和營養素，又不影響正餐為好。

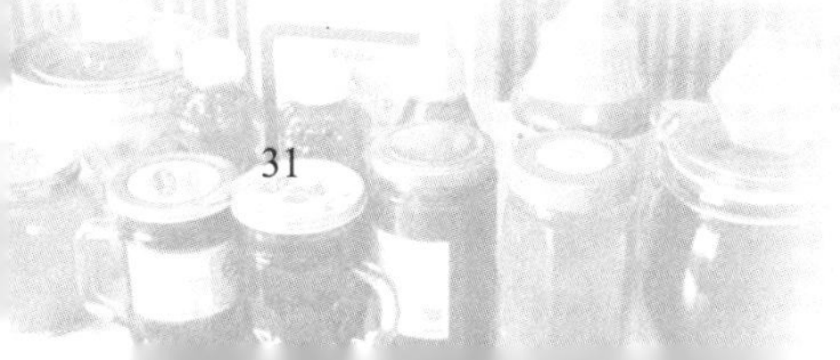

午餐後 13：00

一般情況下，午餐都比較豐盛，孩子們很容易就把肚子撐得圓滾滾的，這對消化系統帶來了負擔，此時可以給孩子食用些零食幫助消化，進而有利於孩子吸收營養。因此，在飯後半小時至一個小時之間，大約13：00左右不妨給孩子再吃些零食。

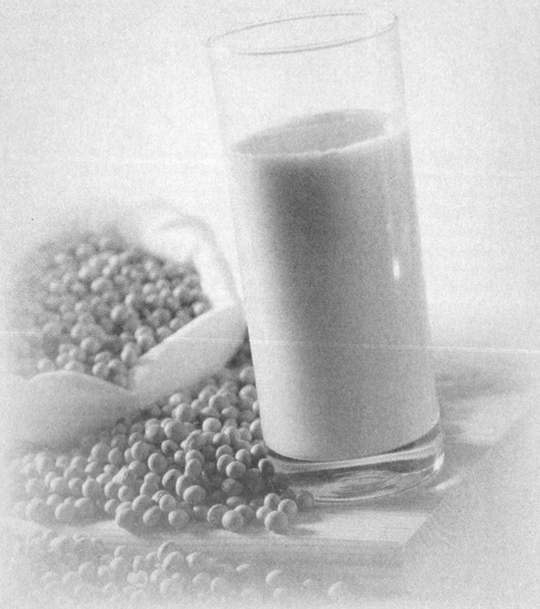

一、最佳關愛零食：柳丁

專家解讀

柳丁營養豐富，富含維生素C、粗纖維、鈣、磷、β-胡蘿蔔素、檸檬酸、醛、醇、烯類等物質，柳丁種類很多，像甜橙、雪橙、冰糖橙、臍橙等在市面上都有賣。

對於愛美的美眉而言，柳丁是當之無愧的美容聖品，它富含纖維素和果膠物質，有利於清腸通便，排除體內有害物質。維生素B_1、B_2可促進皮膚新陳代謝和血液循環，使皮膚白皙、潤澤。維生素C則能增強皮膚對日光的抵抗力，抑制色素顆粒形成，還可幫助增強皮膚彈性，使肌膚光澤增加。

另外，柳丁還有預防疾病的作用，因為柳丁中含豐富的維生素C、維生素P，能增強機體抵抗力，增加毛細血管的彈性，降低血中膽固醇，可防治高血壓、動脈硬化，女性多吃柳丁還有助於預防膽囊炎的發生。

這樣吃才健康

①柳丁酸酸甜甜的味道最吸引孩子們了，飯後食用

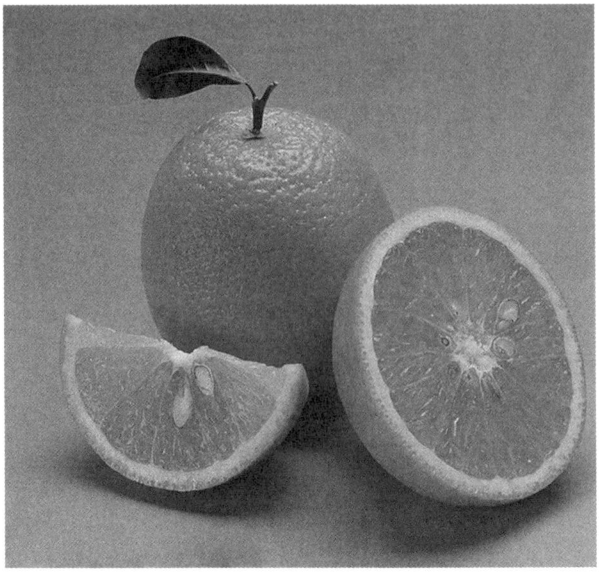

柳丁又名柳橙，它的抗氧化成分含量是所有水果中最多的，多吃柳丁不但能讓你漂亮也能帶來健康。

一個，有行氣化痰、健脾溫胃、解油膩助消化的作用。因此平時若是消化不好，或經常打嗝，可在飯後一小時吃個柳丁。

②柳丁不要一次食用過多，否則很容易引起中毒，一旦中毒就會導致人的手、足乃至全身皮膚變黃，更嚴重者還會出現噁心、嘔吐、煩躁、精神不振等症狀，也就是人們常說的「橘子病」，這在醫學上被稱為「胡蘿蔔素血症」。一般情況下，「橘子病」並不需要特別治療，只要停吃就能即刻好轉。

③盡量吃柳丁，而不要用橙汁來代替，否則柳丁的營養價值會大打折扣。因為在柳丁加工成橙汁的過程中，其含有的豐富維生素C、黃酮類物質和類胡蘿蔔素等營養物質，就會損失很多，更可惜的是，其中的果膠以及其他膳食纖維幾乎就全部損失殆盡了，所以喝橙汁遠遠不如吃柳丁好。

選購小竅門

①選購柳丁的時候要注意：有些柳丁看起來特別鮮豔光滑，受到很多消費者的青睞。其實柳丁並不是越光滑越好，尤其是臍橙，一般臍橙都是要經過打蠟處理的，特別是反季臍橙，如每年三、四月分的臍橙。

②購買柳丁時，特別是臍橙要選正常橙色，看表皮的皮孔，一般情況下，品質較次的柳丁表皮皮孔較少，摸起來相對光滑細膩，而品質好的柳丁則表皮皮孔較多，摸起來比較粗糙，所以在選擇柳丁的時候，不要只看細膩好看，更應該挑選粗糙的才好。

③購買時，可以用紙先擦一擦來判斷柳丁是否加了色素，一般情況下，好柳丁如果用紙擦一擦，如果發現紙染上柳丁的顏色，說明這個柳丁添加了色素處理的，不宜購買，如果紙沒有顏色變化，則可以放心購買。

二、最佳關愛零食：李子

專家解讀

成熟的李子皮膚深紫而有光澤，果肉是晶瑩的琥珀色，味道香甜濃郁，即使是在飯後也會誘得孩子們口水直流。並且李子方便、易於攜帶，具有助消化、輕泄的作用，是迅速消滯的水果佳品，有了它，就不用擔心午飯孩子吃得太飽了。

另外，李子營養價值也極高，李子中富含的維生素Ａ，有助於人體的骨骼生長、牙齒發育，對人的視覺和免疫系統都具有十分重要的作用，十分適合處於生長期的兒童。

李子中抗氧化劑的含量，可以說是在各類水果中是最高的，能有效防止心臟病、肺病和某些癌症的惡化，預防白內障，延緩衰老；富含的纖維素則能促進胃腸蠕動，防治便祕，達到清腸排毒的作用，因此，那些肥胖、便祕的患者可以經常吃李子。

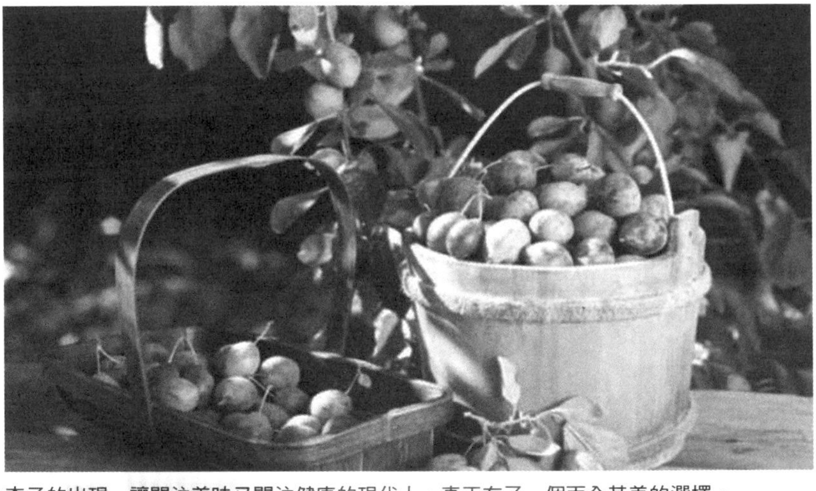

李子的出現，讓關注美味又關注健康的現代人，真正有了一個兩全其美的選擇。

這樣吃才健康

①李子具有很高的營養價值，含有豐富的纖維素、維生素A、礦物質、微量元素等，日常生活中，吃三粒中等大小的李子，就等同吃一顆新鮮水果的纖維含量。美國健康專家曾指出，成年人每人每日至少應攝入一個新鮮李子或3粒天然李子製品，以補充人體生命活動必需的各種維生素、微量元素和膳食纖維。

②市面上李子的加工產品有很多，主要有李子乾、李子汁、李子糕等。李子不但能當零食吃，還可以用它來做菜，我們可以用來做沙拉、糕點，不管是用它當主食還是配料，都是不錯的選擇。

自製小竅門

李子水果羹

原料：新鮮蘋果100克，香蕉100克，罐裝鳳梨100克，加州李子乾70克。

做法：將蘋果和香蕉分別切丁，然後將所有材料一起入水勾芡至熟，調勻即可。

李子西米露

原料：西米露100克，水、加州李子丁50克，糖漿適量。

做法：加熱後，放至冷卻即可食用，可根據個人口味加入蜂蜜調味，冰鎮後食用風味更佳。

三、最佳關愛零食：鳳梨

專家解讀

孩子們若午飯吃得過飽，不妨給他們吃塊鳳梨，有助消化的作用，這是因為鳳梨中含有的鳳梨蛋白酶，在胃中可分解蛋白質，補充人體內消化酶的不足，使消化不良的病人恢復正常消化機能，是飯後水果的首選。

另外，鳳梨營養豐富，含有豐富的醣類、脂肪、蛋白質、維生素，以及鈣、磷、鐵、胡蘿蔔素、尼克酸、抗壞血酸等物質。醫學上認為，鳳梨味甘，微酸，性平，有補益脾胃、生津止渴、潤腸通便、利尿消腫等功效，對中暑、腎炎、高血壓、大便祕結、支氣管炎、血腫、水腫等疾病，具有一定的療效，並可預防血管硬化及冠狀動脈性心臟病。

這樣吃才健康

①鳳梨酸甜可口，卻有些人因為怕過敏而

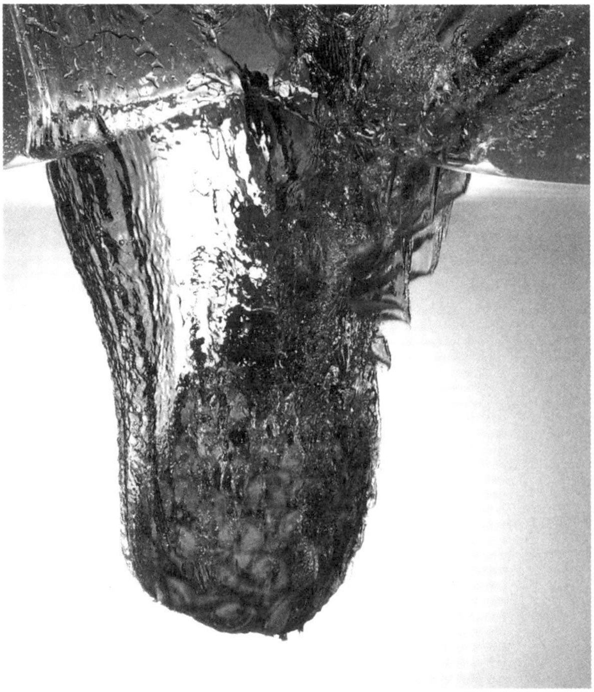

鳳梨以它獨有的芳香和甜中帶酸的口味，挑起人們的食慾，受到人們的青睞，尤其是孩子們更是愛吃。

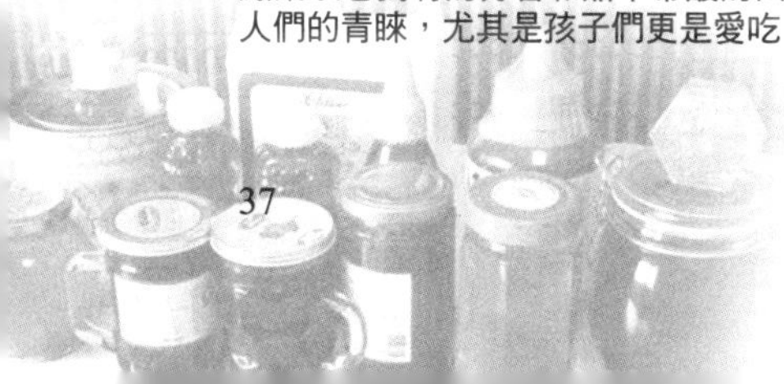

對其敬而遠之。吃鳳梨會引起的過敏反應，食用後會出現腹痛、腹瀉、嘔吐或頭痛、頭昏、皮膚潮紅、全身發癢、四肢及口舌發麻，甚至呼吸困難、休克等現象。

②要想避免鳳梨引起的過敏反應，則可以採取以下措施：將鳳梨去皮切成片或塊，放在開水裡煮一下再吃，這樣鳳梨中可以引起過敏反應的蛋白酶、甙類和羥色胺就會被破壞掉，食用就不會引起過敏了；為了保持鳳梨的新鮮口味，可以把切成片或塊的鳳梨放在鹽水裡浸泡10分鐘再食用，也同樣可以達到脫敏的作用。

③鳳梨榨汁後加鹽飲用，可緩解中暑的症狀。便祕的人吃漬了鹽的新鮮鳳梨，也能達到緩解作用。

選購小竅門

①選購鳳梨的時候，不妨用醫學上「望、聞、切」的手法來挑選，「望」，就是看鳳梨的外觀顏色，通體金黃色的要比果身泛綠的熟透，味道也會甜一些；「聞」，有濃郁鳳梨香味的說明鳳梨品質很好；「切」，則是用手按壓鳳梨果身，有明顯的充實感，說明這個鳳梨果肉比較飽滿。

②除此之外，還可以從鳳梨的「身材」來挑選鳳梨，一般情況下，那些矮粗的鳳梨果肉結實並且肉多，相比而言要比瘦長的好吃、味甜；再就是看大小，大的比小的好吃，因為大個的熟得比較透，因此味道也就比較甜。

除了以上零食之外，還可以幫助孩子們消化午餐的食物還有山楂，可以直接食用，也可以將新鮮山楂洗淨拍扁，用熱水沖飲，有利尿、消滯除膩等功效；無花果中富含有機酸和多種酶，具有清熱潤腸、助消化、保肝解毒功效，也是孩子們飯後消食的佳品；蕃茄中的茄紅素，有助消化、利尿作用，能協助胃液消化脂肪，吃了油膩食物後，蕃茄可解膩幫助消化；喝上一杯大麥茶，也可以達到健脾胃、助消化的作用。

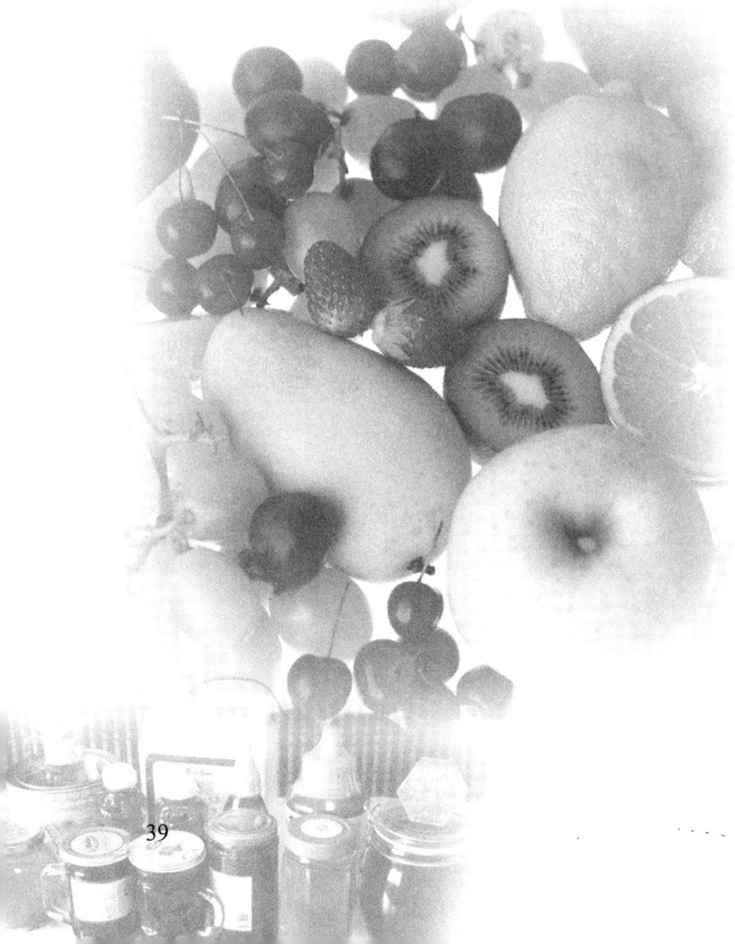

下午 16：00

孩子的午餐不管是在學校吃或在家吃，常常會因為貪玩或家長來不及為孩子做一頓營養豐富的午餐，而導致孩子吃不飽或吃不好。而孩子一旦午飯吃不好，勢必會影響下午的學習和活動。而且晚飯一般要等到18：00左右才能進行，下午孩子的活動量大，午餐跟晚餐相隔時間長，孩子們中午攝取的能量往往很難熬到晚飯，所以也就導致每天下午放學的時候，學校周邊的小賣部、超市或攤販被饑餓的孩子們團團圍住，這時候的孩子常常就會饑不擇食，進食大量不利於健康成長的零食而影響晚餐的進食，對孩子的健康成長不利。

因此，為了避免這些情況的發生，在下午的16：00左右，就該讓孩子們進食一次課間餐，此時可給孩子們食用一些飽足感強、能量高的小零食。

一、最佳關愛零食：紅薯乾

專家解讀

紅薯乾不僅能滿足孩子們下午饑餓的需要，而且營養豐富，也能為孩子們身體成長補充足夠的營養。另外孩子們下午吃些紅薯乾，還鍛鍊了牙齒的咀嚼能力，使牙齒更健康。

好的紅薯乾基本上保存了紅薯的大部分營養，紅薯含有豐富的澱粉、膳食纖維、胡蘿蔔素、維生素A、B、C、E以及鉀、鐵、銅、硒、鈣等10餘種微量元素和亞油酸等，營養價值很高，被營養學家們稱為營養最均衡的保健食品，是世界衛生組織評選出來的「十大最佳蔬菜」冠軍。歐美人讚它是「第二麵包」，前蘇聯科學家說它是未來的「宇航食品」，法國人稱它是當之無愧的「高級保健食品」。

對於愛美的美眉來說，紅薯還是很好的低脂肪、低熱量食品，同時又能有效地阻止醣類變為脂肪，有利於減肥、健美。並且紅薯含有大量膳食纖維，在腸道內無法被消化吸收，能刺激腸道，增強蠕動，通便排毒，尤其對老年性便祕有較好的療效。

另外，紅薯含有很高的賴氨酸和胡蘿蔔素，可促使上皮細胞正常成熟，抑制上皮細胞異常分化，消除有致癌作用的氧自由基，阻止致癌物與細胞核中的蛋白質結合，促進人體免疫力增強。因此，紅薯還是很好的抗癌食品。

這樣吃才健康

①紅薯在蒸著吃的時候，一定要注意，必需蒸熟煮透後才能吃，因為紅薯中的澱粉顆粒如果不經高溫破壞，進入人體後，腸胃就不好消化，導致出現腸胃不適。

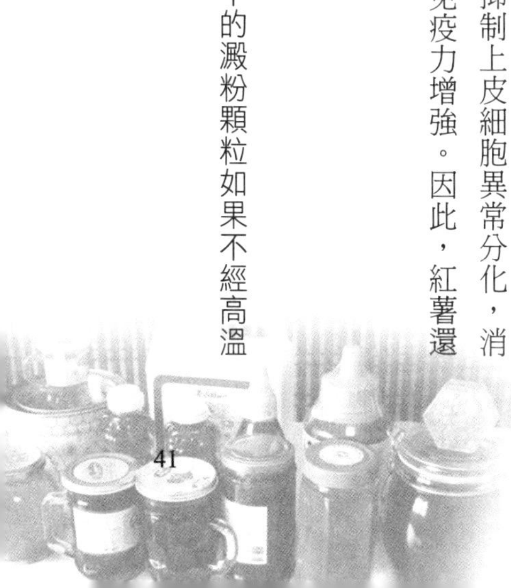

②吃紅薯應適量，不可一次食用過多，因為紅薯中含有氧化酶，人在食用紅薯過多後，會導致腹脹、打嗝、放屁等現象。另外，由於紅薯的糖含量比較高，吃多了也會刺激胃酸大量分泌，使人感到「燒心」、吐酸水的現象。所以，吃紅薯時不妨搭配一點鹹菜，則可有效抑制胃酸；與米麵搭配食用，則可有助於消化，並能達到蛋白質的互補作用。

③吃紅薯的時候不要同時吃柿子，如果吃，也必需相隔5小時以上。因為紅薯往往會使胃酸分泌增多，而柿子中的鞣質、果膠反應發生沉澱凝聚，產生硬塊，兩者同時食用就會加劇腸胃內的不良反應，嚴重者可造成腸胃出血或胃潰瘍。

④帶有黑斑的紅薯不可食用，因為紅薯上的黑斑常常是受了黑斑病菌污染造成的。黑斑病菌排出的毒素中含有番薯酮和番薯酮醇，這種毒素會使生紅薯變硬、發苦，用水煮、蒸或用火烤均不能殺滅，人體食用後對肝臟有害。更嚴重者可引起急性中毒，出現嘔吐、腹瀉等症狀，甚至會發高燒、氣喘、抽搐等現象。

選購小竅門

選購紅薯時，應注意挑選新鮮乾淨、外表光滑、形狀好、堅硬和發亮的來食用。

二、最佳關愛零食：栗子

專家解讀

下午孩子餓餓的時候，吃幾顆栗子，不僅滿嘴香糯，而且很快就會恢復活力，又能蹦蹦跳跳地跟夥伴們一起活動或學習了。因為栗子含有大量澱粉，而且熱量也很高，最適合在兩餐之間把栗子當成零食吃。

栗子的營養十分豐富，素有「乾果之王」的美譽，在國外它還被稱為「人參果」。栗子碳水化合物含量較高，能為人體提供較多的熱能，並能幫助脂肪代謝，具有益氣健脾、厚補胃腸的作用；栗子中含有豐富的不飽和脂肪酸、多種維生素和礦物質，可有效預防和治療高血壓、冠心病、動脈硬化等心血管疾病；對於老人而言，栗子含有豐富的維生素C，它能夠幫助人體維持牙齒、骨骼、血管肌肉的正常功用，還可以幫助預防和治療骨質疏鬆、筋骨疼痛、腰腿酸軟、乏力等症狀，進而達到延緩人體衰老的作用，是老年人理想的保健果品。

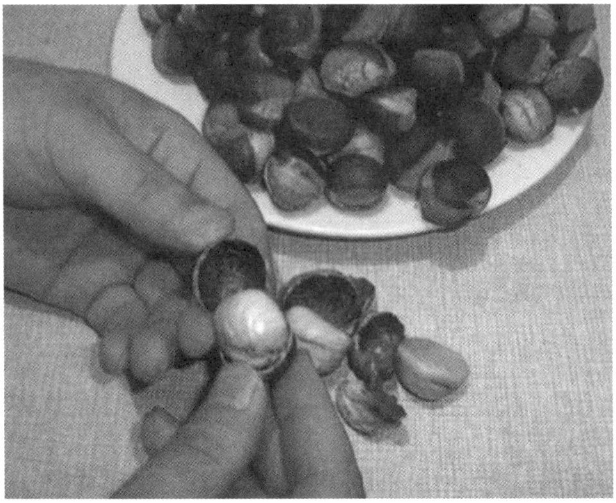

「八月的梨子，九月的楂，十月的板栗笑哈哈。」板栗不管是蒸、煮還是炒，其特有的香、甜、糯味，當然是孩子們的最愛了。

這樣吃才健康

①在吃栗子的時候，最好細細咀嚼，連津液吞嚥，這樣才能達到更好的補益效果。

②栗子不要一次食用過多，因為栗子中含有大量澱粉，熱量也極高，如果一次食用過多，容易引發便祕。尤其慢性胃炎患者和消化性潰瘍的患者，吃多了會加重病情。

③吐血、便血的血症病人，適宜生吃栗子；脾胃虛寒的人則不宜生吃，應該吃熟栗子；產婦和小兒便祕者、糖尿病人都不宜多吃栗子。

④買糖炒栗子的時候要注意，街邊賣的糖炒栗子看起來色彩靚麗，味道甜香，但有些小攤販為了讓炒出來的栗子更漂亮，吃起來更香甜，為了節省成本，他們會先將栗子用糖水泡過，然後在鍋裡放入石蠟來炒，這樣的糖炒栗子吃了對人體就會產生危害。因此，如果買糖炒栗子的話，最好選擇固定的休閒食品店，買正規品牌和正規包裝的栗子。

選購小竅門

在挑選栗子的時候，從顏色上看，紅褐、紫、赭各色鮮明，帶有自然光澤的栗子品質為好；從外觀上看，外殼有蛀口、癟印、變色或黑影等情況，則果實已經被蟲蛀或者變質；用手捏一捏，如果感覺果實捏起來很堅實，則果肉比較豐滿，如果果肉乾癟，捏起來則感覺空軟；用手掰一掰，外殼光亮不黏手，果肉不黏殼為優質栗子。

除此之外，孩子們下午饑餓的時候，還可以吃一些堅果類的食物，如腰果、松仁或花生等，這些堅果類的食品熱量都較高，不宜食用過多。也可以食用一些牛肉乾，不但鍛鍊牙齒的咀嚼能力，並且還能幫助驅趕饑餓。

健康鏈結

做為家長，可以根據孩子牙齒的發育情況，適時地給一點具有一定硬度的食品，不僅能增強孩子的咀嚼功能，而且還能有助於兒童的健康成長。

首先，咀嚼能力強的孩子會更聰明，這是因為咀嚼可使面部肌肉活動增強，進而加快頭部血液循環，增加大腦血流量，使腦細胞獲得更充分的氧氣和養分；其次，專家們研究發現，勤咀嚼還能增強咬肌活動，有益及視力發育，所以常給孩子點硬食有助於預防近視、弱視等眼病；最後，咀嚼對牙齒也是一種鍛鍊，並能使牙齒自潔，可減少牙周病、蛀牙、牙菌斑等的發生率。

日常生活中硬食的種類主要以水果、胡蘿蔔、豆類、動物骨、玉米等食物為宜。

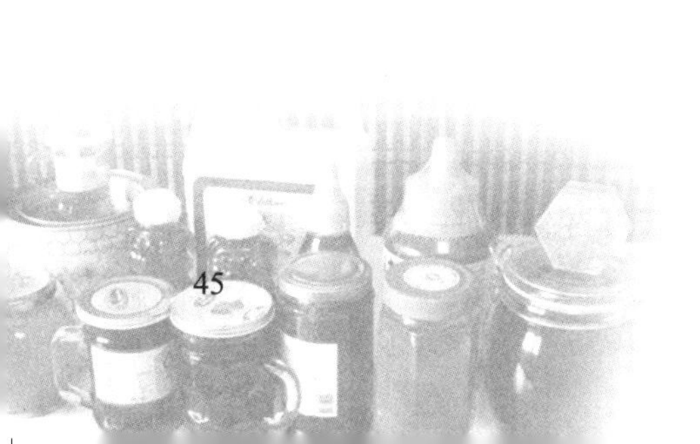

3 健康好寶寶零食小配方

我們都知道，兒童正值生長發育迅速、代謝旺盛的時期，相比而言，所需的能量和各種營養素都會比成年人高很多。如果兒童在生長階段營養狀況不好，生長發育不好，會對以後的健康產生很大的影響。正因為如此，每位家長都希望自己的寶寶能夠健康成長，從小將這健康的地基打好，才能為將來蓋的高層大樓做好準備。

可是，孩子在成長發育過程中，卻常常會由於種種原因而造成營養不良現象。據營養專家統計發現，其中最為常見的是鈣、鐵的缺乏。因此日常生活中，我們的家長們就要動點心思，多為孩子們補充下這些方面的營養，除了在正餐之外，為孩子挑好小零食來補充營養，不僅能輕易達到目的，而且還會引起孩子的進食興趣，可謂一舉兩得。

好寶寶補鈣零食大觀

眾所周知，鈣是生命的基石，兒童的大腦發育、骨骼發育、牙齒發育以及預防鉛中毒等都離不開鈣，兒童如果缺鈣，輕者容易出現多汗、睡眠不安、煩燥等，嚴重者就容易出現一些骨骼系統的病變；兒童缺鈣還容易導致眼睛疲勞，進而發展成近視，因為鈣對肌肉神經的應激、神經衝動的傳導等生理過程也起著重要的作用。

所以，從人體生長發育的特點來看，一個人從兒童時期一直到青春期，這段時間內都需要攝入大量的鈣質，以滿足骨骼迅速發育的需要。所以，兒童每天大約需要800～1000毫克的鈣，然而在日常生活中，從正餐中攝入的總鈣量只有400～500毫克，往往難以達到兒童的生長需求。由此看來，我們仍需從其他地方為孩子補充鈣質，以促進孩子的全面發育。因此，日常生活中為孩子們適當補充一些含鈣高的零食，對孩子的健康成長有著十分重要的意義。

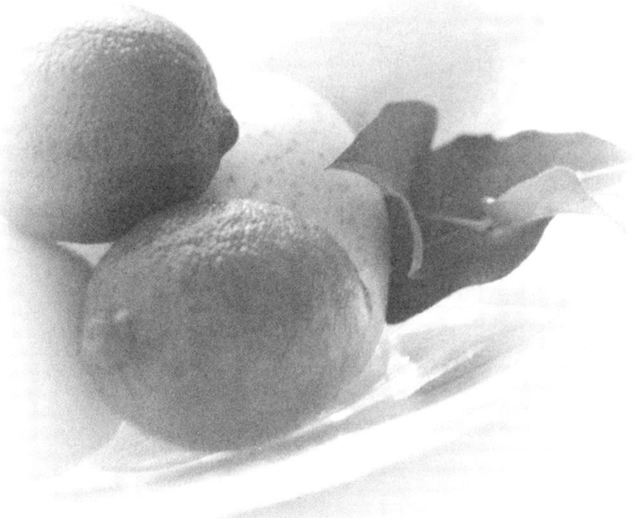

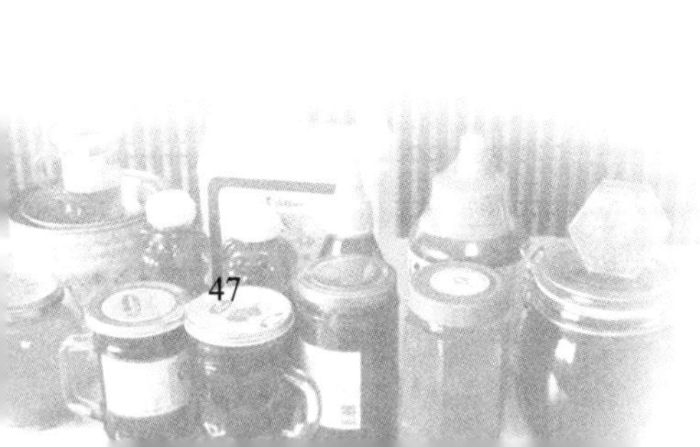

一、最佳補鈣零食：牛奶。

專家解讀

對兒童而言，牛奶也是兒童補鈣的最好來源，因為純鮮奶中的乳鈣是人體最易吸收的鈣，它的生物利用率是所有鈣源中最高的，一般吸收率達到70%以上。喝一杯牛奶，大約可以獲得275毫克的鈣，因此，牛奶也一直被公認是最好的補鈣食品。

生產廠商針對牛奶的補鈣特點，還專門開發了加鈣鮮奶品種，不僅強化了奶中可溶性生物活性鈣，還增加了促進鈣吸收的維生素D的含量。不但可以保留更多牛奶中的營養成分，而且更容易被人體消化吸收。

除此以外，牛奶中的營養也極其適合兒童身體發育的營養需要，牛奶營養豐富，其中的蛋白質主要是酪蛋白、白蛋白、球蛋白、乳蛋白等，所含的20多種氨基酸中有人體必需的8種氨基酸，其中人體對奶蛋白質的消化率高達98%，對乳脂肪的消化率在95%以上，並且牛奶中含有大量的脂溶性維生素、乳糖以及比例合適的鈣、磷等礦物質都很容易被人體消化吸收。因此，牛奶是兒童身體生長發育過程中必需的營養全面

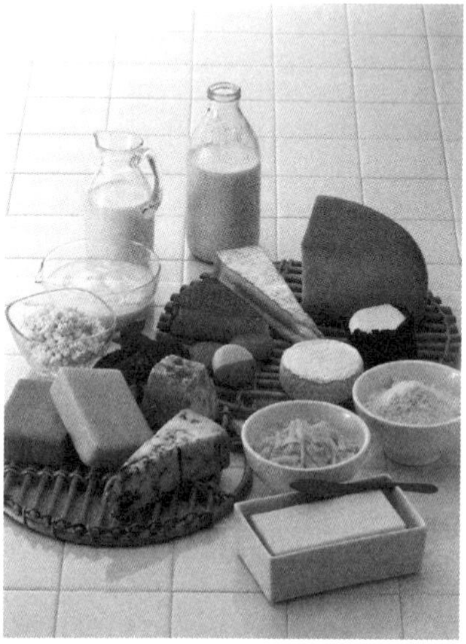

牛奶被稱為「最接近完美的食品」、「白色血液」，是人們最理想的天然食品。

的佳品。

這樣飲用才健康

①加熱牛奶的時候不要用銅器，因為在加熱過程中，銅會加速對維生素的破壞，導致牛奶中營養素的大量損失。

②喝牛奶的時候不要一起喝茶水，因為茶葉中的一些成分會阻礙人體對牛奶中豐富的鈣離子的吸收，進而削弱牛奶本身固有的營養成分。

③喝牛奶的時候不要與奇異果一同食用，因為奇異果中豐富的維生素C容易與奶中的蛋白質凝結成塊，進而影響人體的消化吸收，甚至出現腹脹、腹痛、腹瀉等症狀。

④在喝完牛奶後，要記得立刻喝一小杯溫水，這樣可以幫助你清除口腔內殘餘的牛奶，沖掉附著在喉嚨上的牛奶，保護牙齒和口腔。

⑤牛奶不要在日光下直射，因為陽光會將鮮奶中的維生素B破壞，削弱牛奶的營養成分。因此最好將牛奶存放在有色或不透光的容器內，置於陰涼處保存。

選購小竅門

①玻璃瓶裝牛奶：玻璃瓶裝牛奶是使用巴氏消毒法進行消毒後進行包裝的方法。巴氏消毒法，即牛奶用90℃經10秒鐘可達到消毒目的方法。這種瓶裝牛奶的營養成分保存完整，但缺點是僅僅殺滅了牛奶中的病毒，而不是殺滅所有的微生物。所以，玻璃瓶裝牛奶在保存上要求也較為嚴格，應在10℃以下，保存期限為24小時。

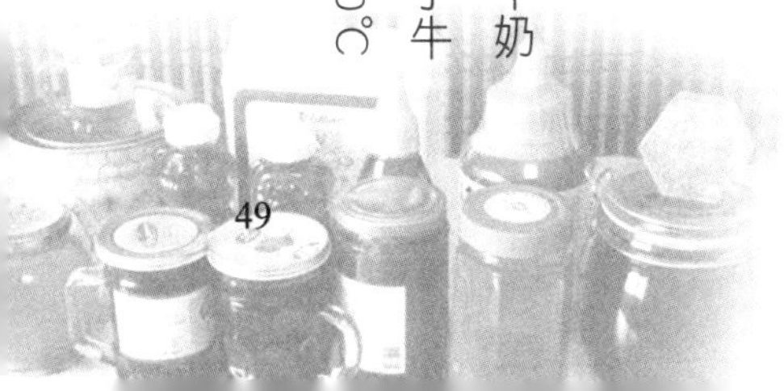

②塑膠袋裝牛奶：這種牛奶也屬於巴氏消毒奶，包裝簡單，但塑膠袋有包裝易破損、不易儲存的缺點，並且必需保存在10℃以下，保存期限為1～3天，因此在購買時應認真觀察保存期限。

③屋型複合紙裝牛奶：這種牛奶也為巴氏消毒奶，但包裝紙質地較硬，能有效防止滲漏，並有一定的防污染作用，因此產品品質也較為穩定，衛生品質優於以上兩種包裝。但是，屋型複合紙裝牛奶不是無菌牛奶，應保存在10℃以下；若在4℃以下儲存，保存期限為3～7天。

④利樂包裝牛奶：包裝材料是經紙、塑膠、鋁箔等6層材料複合而成，並且該奶在生產過程中，屬於無菌操作，屬於滅菌奶。利樂包裝奶有不透氣，不透光，與外界空氣隔離良好的優點，牛奶中的主要營養素也依然存在，不需冷藏，可存放在常溫下6～9個月或更長時間。

二、最佳補鈣零食：蠶豆。

專家解讀

蠶豆不僅可以補鈣，而且也是孩子們很好的補腦食品。因為蠶豆中含有豐富的磷脂，磷脂是人體大腦和神經組織不可或缺的重要組成成分，另外，蠶豆中還含有豐富的膽鹼，有增強記憶力的功效。

這樣吃才健康

① 曾經對蠶豆過敏者千萬不要吃，否則容易引起「蠶豆病」，因為蠶豆中含有一種容易讓人體過敏的致敏物質，一些容易過敏體質的人吃了會產生不同程度的過敏、銀屏性溶血等中毒症狀。

② 蠶豆不能生吃，將生蠶豆多次浸泡或川燙後再進行烹製後方可食用；年齡較小的嬰幼兒，最好不要讓其食用蠶豆，如果非要食用的話，也要把蠶豆完全煮爛後再給孩子食用；食用的時候一次不可食用太多，以30克左右為好，否則容易脹肚子傷脾胃。

③ 從孩子的健康考量，還是水煮的蠶豆最合適，不

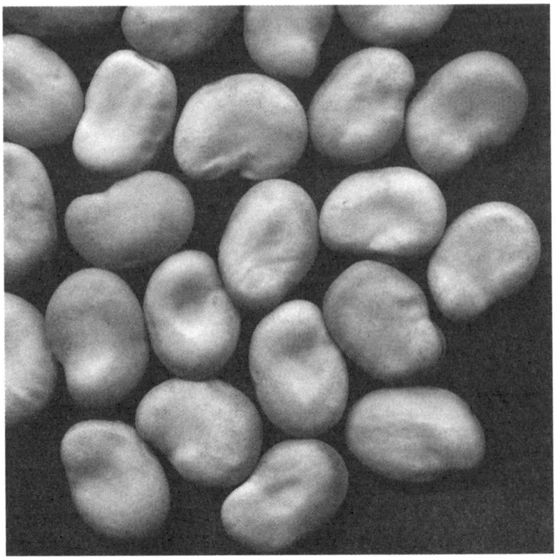

蠶豆，又名胡豆、夏豆、羅漢豆。是補鈣英雄榜中榜上有名的英雄。

僅營養成分流失少，並且沒有添加袋裝零食的一些添加劑，更為安全健康。

自製小竅門

茴香蠶豆

原料：蠶豆500克，鹽7克，茴香、桂皮各6克，水1000克。

做法：①將蠶豆用清水浸泡4小時以上，見豆漲發，取出控水。

②鍋中加入水，以大火煮蠶豆，不斷攪動，沸煮15分鐘左右，放入茴香、桂皮和鹽後攪勻，燒開改用中、小火燜煮1.5小時，煮至豆酥入味即可。

除了以上食物可以滿足孩子們的補鈣需求外，日常生活中可以補鈣的零食還有很多。乳類與乳製品中，牛奶、羊奶及其奶粉、乳酪、優酪乳、煉乳等都是補鈣高手；豆類與豆製品也都有補鈣的功效，如黃豆、毛豆、扁豆、豆腐等；蛋類有雞蛋、鴨蛋、鵪鶉蛋、松花蛋等；水果中，山楂、檸檬、枇杷、蘋果、桑椹乾、黑棗、杏脯、橘餅、桃脯、杏仁、葡萄乾等；堅果類食品有胡桃、瓜子、南瓜子、花生、蓮子等。

因此，家長日常生活中可以多給孩子食用這些食品，當然除此之外，讓孩子多曬曬太陽能夠幫助孩子更好的補鈣。

好寶寶補鐵零食一覽

鐵是人體必需微量元素中含量最多的一種，如果兒童中鐵缺乏，最直接的後果就是貧血。一旦貧血，孩子在活動時候就很容易感到累，身體無力，導致孩子不活潑、不愛玩，為一點小事哭鬧不止，常和小朋友發生衝突。還會導致孩子的注意力不容易集中，反應較慢、記憶力減退，同時還會出現食慾不好、消化不良及腹瀉等。另外對孩子免疫功能也有影響，容易讓孩子受到疾病的困擾。

因此，家長們要充分給予孩子關注，一旦孩子缺鐵就要即時補充。日常生活中，為孩子補鐵不一定非要買各種昂貴的補鐵的藥品，其實日常生活中身邊一些隨手即得的食品都有很好的補鐵功能，不妨拿來讓孩子們做零食吃。

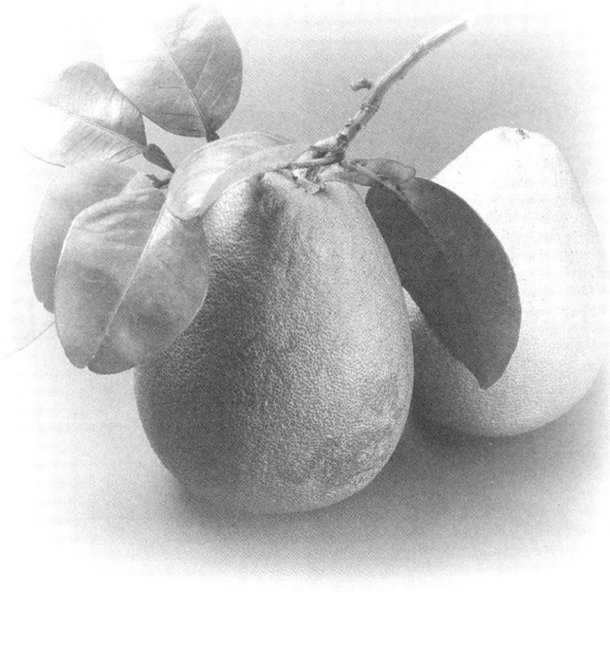

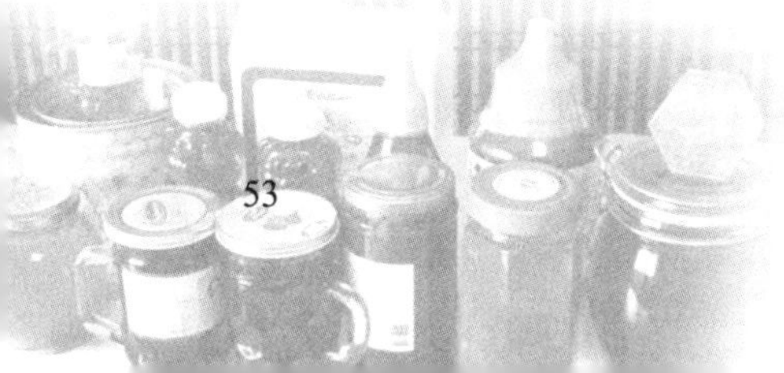

一、最佳補鐵零食：甘蔗

專家解讀

甘蔗不僅能補鐵，營養也極為豐富，甘蔗含有多量的鐵、鈣、磷、錳、鋅等人體必需的微量元素和豐富的糖分，糖分是由蔗糖、果糖、葡萄糖三種成分構成的，都極易被人體吸收利用。不僅如此，甘蔗還具有很好的防病健身的作用，醫學上認為，甘蔗味甘性寒，具有滋補養血、清熱生津、滋養潤燥的功效，對於津液不足、心臟衰弱、大便乾結、咽喉腫痛、低血糖症、虛熱咳嗽等症的患者十分適用。

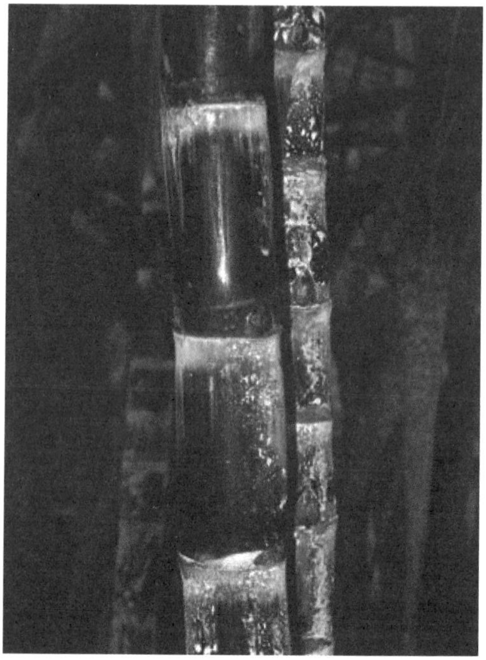

甘蔗是食物中較為理想的補鐵食品，因為甘蔗的含鐵量非常高，每公斤高達9毫克，為各種的水果之首，所以，甘蔗也素有「補血果」的美稱。

不僅如此，甘蔗還是口腔的「清潔工」，人們在咀嚼甘蔗的時候，牙齒在反覆咀嚼的過程中，會得到清潔和鍛鍊，進而能提高了牙齒的自潔和抗齲能力。同時，咀嚼甘蔗，對臉部美容也具有一定的作用。

這樣吃才健康

① 不要購買和不吃凍傷、發黴、酸餿變質及未成熟的甘蔗。

② 食用時要注意衛生。甘蔗經常會受到細菌、病毒和寄生蟲卵等致病原的污染，吃了生蟲變壞或被真菌污染有酒糟味的甘蔗，容易引起嘔吐、昏迷等中毒現象。若處理不善，慢慢地會出現腦神經損害或豆狀核病變，導致四肢陣發性扭轉痙攣；有時可出現四肢無力，行走不便等症狀。有鑑於此，一旦發現甘蔗外皮發紅、肉質發黃，味道變酸或有黴味、酒味等，則不可食用，以免中毒。

③ 甘蔗性寒，脾胃虛寒、胃腹寒疼者不宜食用。

選購小竅門

在挑選甘蔗的時候，發現外觀光澤差，手按硬度差沒彈性，尖端和斷面有白色絮狀或絨毛狀黴菌菌絲體，組織結構疏鬆，氣味難聞，有酸餿黴味或酒糟味的甘蔗都不要購買。

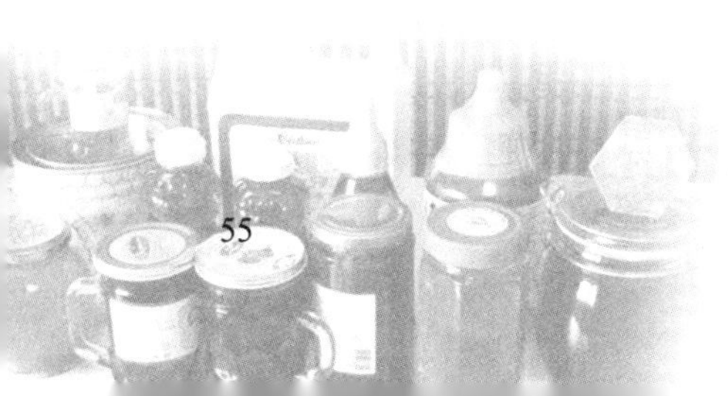

二、最佳補鐵零食：肉鬆

專家解讀

肉鬆不但味美好吃，營養也不比鮮肉差多少，甚至加工後的一些營養成分還優於瘦肉，尤特別是鐵的含量，肉鬆中的鐵含量就高出豬瘦肉兩倍多。另外，在肉鬆的加工製作過程中，只是趕走了大量的水分和破壞了部分維生素B群，其他營養素幾乎沒有損失。其中蛋白質、脂肪含量都要高於豬瘦肉。並且為了提高口感，還加入了白糖，彌補了原本碳水化合物較低的瘦肉的缺點，增加了碳水化合物的含量。所以，對於補鐵的孩子們來說，肉鬆是不錯的零食。

這樣吃才健康

①由於肉鬆在製作過程中使用了大量的醬油，因此帶來了相當數量的鈉離子，加上豬瘦肉本身就含有一定量的鈉離子，因此飲食中需要限制食鹽的朋友要少吃點。

②有些廠商在製作肉鬆的過程中，為了使其味道更加香美，會在肉鬆中加入大量脂肪，進而導致肉鬆的熱量變得很高，所以，肉鬆也不宜一次食用過多。

③家長們要注意，由於肉鬆屬於高鹽、高熱量食品，因此要控制孩子的食用量和頻率。

自製小竅門

肉鬆的做法

原料：準備豬瘦肉1000克，醬油、生薑、白糖、黃酒和茴香適量。

做法：①將豬瘦肉清洗乾淨，順著肉的纖維紋路切成肉條後，再橫切成3公分長的短條。

②把肉條放入鍋中，然後加入與肉差不多的水，用大火煮。

③煮沸後，撈去上面的浮沫，然後繼續將肉煮到用筷子一夾，肉纖維即自行分離的時候，再把所有的調料加入，再繼續煮到湯乾為止。

④這時把肉撈起放進炒菜鍋裡，用中火乾炒，一定要不斷地翻炒，並且一邊用鏟壓，直到將肉散碎，再轉至小火，一直炒到肉變成鬆散狀，顏色也由灰棕轉變成灰黃色就可以出鍋了，鮮香味美的肉鬆就大功告成了。

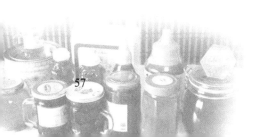

三、最佳補鐵零食：胡蘿蔔。

專家解讀

胡蘿蔔，亦即生活中常說的紅蘿蔔，日本人稱作人參。胡蘿蔔含有豐富的維生素B、C，且含有一種特別的營養素——胡蘿蔔素，胡蘿蔔素對補血極有益。

胡蘿蔔中含有槲黃素、山柰酚、琥珀酸鉀鹽等，對預防和治療高血脂、冠狀動脈硬化性心臟病以及高血壓等都有很好的功效。另外，胡蘿蔔中含有的豐富的維生素A，有促進機體正常生長與繁殖的作用，它能預防呼吸道感染、保護視力正常、治療夜盲症和乾眼症等。另外，胡蘿蔔中含的葉酸、木質素及胡蘿蔔素等，還有防癌抗癌作用，因此胡蘿蔔也是很好的抗癌食品。

這樣吃才健康

①胡蘿蔔煮湯，是很好的補血湯飲，孩子們經常喝可以有效的預防貧血。如果孩子不喜歡吃胡蘿蔔，媽媽們可以將胡蘿蔔榨汁，加入蜂蜜給孩子當飲料喝。

②保持胡蘿蔔營養的最佳烹調方法有兩種：一是將胡蘿蔔切成片狀，加入調味品後，用足量的油炒；

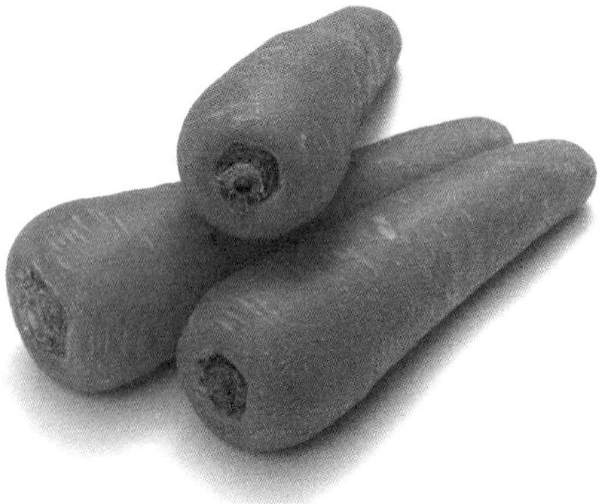

胡蘿蔔的營養價值很高，民間有「蘿蔔上了街，藥鋪無買賣」的諺語。

二是將胡蘿蔔切成塊狀，加入調味品後，一起用壓力鍋燉15～20分鐘。

③胡蘿蔔不可一次食用過多，因為人體攝入過多的胡蘿蔔素，就會使全身皮膚呈現黃色，嚴重的還會出現桔黃或青銅色，但在停止食用後膚色就會逐漸恢復正常。

④胡蘿蔔不宜做下酒菜。研究發現，胡蘿蔔中豐富的胡蘿蔔素和酒精一同進入人體，會在肝臟中產生毒素，引起肝病。所以，「胡蘿蔔下酒」的吃法是不利健康的，尤其在飲用胡蘿蔔汁後更不宜立刻飲酒。

⑤胡蘿蔔和白蘿蔔不宜同食，這是因為白蘿蔔中含有很高的維生素C，而胡蘿蔔中則含有一種對抗維生素C的分解酶，兩者相遇自然會導致營養價值大打折扣。

選購小竅門

①胡蘿蔔中以表皮光滑、形狀整齊、心柱小、肉厚、質細味甜、脆嫩多汁的品質為好，糠心，有裂口和病蟲傷害的品質較次。

②在挑選胡蘿蔔的時候要注意，應挑那些中等大小的，長得筆直的，大個而長得歪歪扭扭的，一般都較老，味道不佳。另外，要注意顏色，亮橙色的顏色為佳，即顏色越亮所含β-胡蘿蔔素越多，營養越豐富。

日常生活中，可以補鐵的食物還有很多，如堅果類食物中，榛果、山核桃等都有補鐵生血的功效。葡萄、大棗等水果鐵的含量較高，具有很好的補氣血的作用。另外，白蘿蔔以及一些豬、牛、羊肉等都有很好的補鐵作用。這些食物媽媽們都可以製成零食給孩子食用。

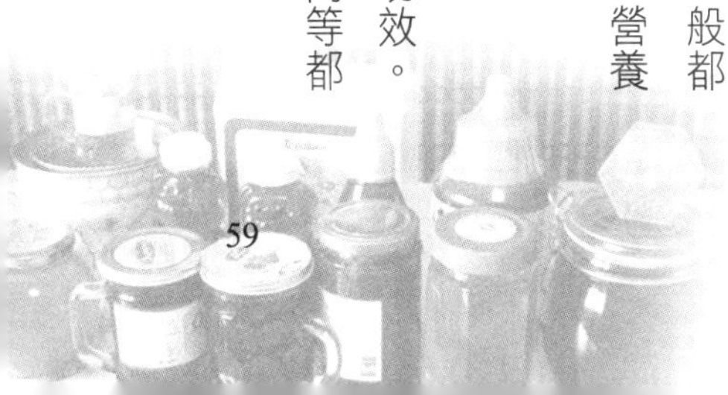

新媽媽的育兒零食——水果多一點，健康多一點

水果色澤鮮亮，口味酸酸甜甜，模樣看起來又很惹寶寶喜歡，加之含有豐富的營養，因此，只要寶寶喜歡，媽媽可能常讓他們盡情地吃！然而，這件事情並非那麼簡單，因為其中有很多「學問」——

1、寶寶吃水果要注意食用時間

水果中有不少單醣物質，極易被小腸吸收，但若是堵在胃中，就很容易形成脹氣，以至引起便祕。所以，在飽餐之後，不要馬上給寶寶食用水果。而且，也不主張在餐前給寶寶吃，因寶寶的胃容量還比較小，如果在餐前食用，就會佔據一定的空間，由此，影響正餐營養素的攝入。另外，寶寶吃柑橘前後的1小時不宜喝牛奶，不然的話，柑橘中的果酸與牛奶中的蛋白質相遇後，會即刻發生凝固，影響柑橘中的營養素吸收。

食用水果的時間安排在兩餐之間，或是午睡醒來後，這樣，可讓寶寶把水果當作點心吃。每次給寶寶的適宜水果量為50～100克，還可根據寶寶的年齡大小及消化能力，把水果製成適合寶寶消化吸收的果汁或果泥，如13個月的小嬰兒，最好喝果汁，4～9個月寶寶則可吃果泥。

2、給寶寶食用水果時要與體質相宜

給寶寶選用水果時，要注意與體質、身體狀況相宜。舌苔厚、便祕、體質偏熱的寶寶，最好給吃寒涼性水果，如梨、西瓜、香蕉、奇異果、芒果等，它們可降火；而蘋果、荔枝、柑橘吃多了卻可引起上火，因此不宜給體熱的寶寶多吃。消化不良的寶寶應給吃熟蘋果泥，而食用配方奶便祕的寶寶則適宜吃

生蘋果泥。

3、有些水果寶寶食用要適度

荔枝汁多肉嫩，大量食用不僅會使寶寶的正常飯量大為減少，影響對其他必需營養素的攝取，還會引起血糖過低而導致休克的可怕後果。

西瓜在夏日吃起來清涼解渴，是最佳的消暑水果，尤其在寶寶發燒、長口瘡、身患暑熱症時，但也不能過多食用，特別是脾胃較弱、腹瀉的寶寶。如果食用太多，不僅使脾胃的消化能力更弱，而且會引起腹痛、腹瀉。通常，每次給寶寶吃100~150克左右，每天吃2次為宜。

柿子也是寶寶鍾愛的水果，但當寶寶過量食用，尤其是與紅薯、螃蟹一同吃時，會使柿子裡的柿膠酚、單寧和膠質，在胃內形成不能溶解的硬塊。這些硬塊不僅會使寶寶發生便祕，而且有時由於不能從體內排出，便停留在胃裡形成胃結石，進而使寶寶胃部脹痛、嘔吐及消化不良。

香蕉肉質糯甜，又能潤腸通便，因此，也是媽媽經常給寶寶吃的水果，然而，不可在短時間內讓寶寶吃得太多，尤其是脾胃虛弱的寶寶。否則，會引起噁心、嘔吐、腹瀉。一般來說，對於2歲以上食量不太大的寶寶，每次吃一根即可，每天可吃2次。

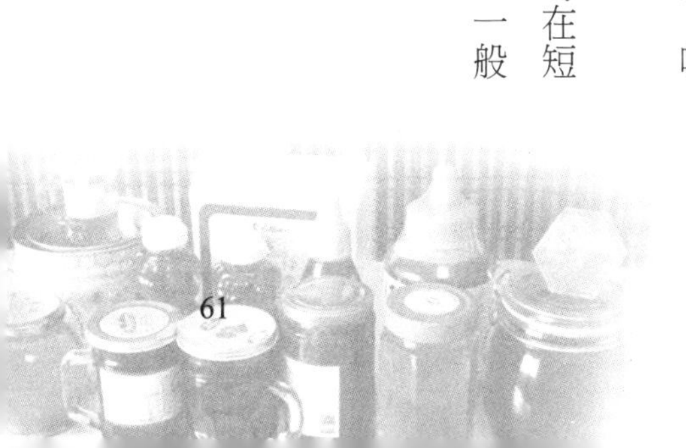

健康鏈結

很多家長唯恐孩子營養不良，常常擅自給孩子進補，其實進補是要講究科學的，如果進補不當反而會害了孩子。生活中，過量進補常常會出現以下幾種情況：

一、肥胖症：很多家長認為孩子越能吃說明身體越健康，因而放縱孩子的食慾，讓孩子大吃特吃一些高蛋白、高脂肪、高熱量的「三高」食品和補品，長久如此，造成很多孩子出現肥胖症，甚至出現動作遲緩、不靈活，容易骨折及扭傷等現象。孩子一旦得了肥胖症，就為成年後患糖尿病、冠心病、高血壓等一系列疾病埋下了可怕的隱患。

二、性早熟：現今社會，兒童出現性早熟的現象已經越來越突出，這與兒童在生長發育過程中家長給予的盲目進補，過量攝入激素有關，一些兒童益智增高類滋補品及一些高能量營養食品中，都含有促使兒童性早熟的激素。

三、引發疾病：由於現在的一些食物容易使用一些食物添加劑，如果兒童體內累積太多添加劑，就容易患紫癜症，紫癜是一種引起人體全身性出血的免疫系統疾病，嚴重者出現呼吸道、胃腸道出血，並累及腎臟、大腦等器官，並且不易治癒。另外，兒童食用大量營養保健品，影響日常的三餐進食，導致飲食結構不合理，兒童就會出現肥胖、內分泌紊亂、高血壓、糖尿病、骨質病變等疾病。

4 面對零食，只選對的

有些家長不敢給孩子吃零食，甚至一點都不給他們吃，這樣的觀念固然不對，但家長們的擔心也是有原因的，因為零食對於兒童而言，原本就是一把雙刃劍。

從兒童的心理要求和生理特點來說，零食是孩子們正值生長發育旺盛時期的三餐之外的補充和需要，因此，零食可謂兒童的必需品。但是，兒童如果不合理地來吃零食，則會引發各種健康問題，特別是一些家長對孩子吃零食不加控制，一些高糖、高油脂、高熱量的零食就鑽入了孩子們的肚中，容易引發一些疾病，影響孩子們的健康成長。

一、兒童吃零食需謹慎

由吃零食過量而引起的「零食病」有以下幾種：

營養不良

由於市面上很多零食中的碳水化合物佔的比重很大，並且許多是精製碳水化合物，如蛋糕、餅乾、糖果、麵包等，如果孩子們平時不加控制的大量食用，到吃飯的時候，食慾就會減退，減少了正常營養的供給，進而會導致孩子體質瘦弱，發育遲緩等營養不良的症狀。

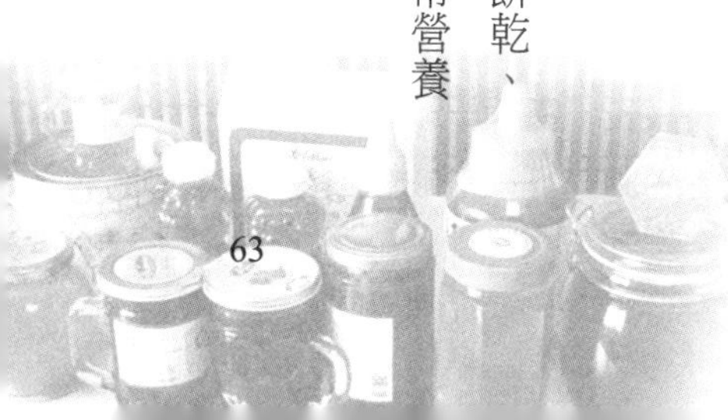

齲齒

經常吃零食對兒童的牙齒危害很大，尤其是10歲之前的孩子，此時孩子的牙齒正處在發育階段，如果平時大量吃糖或含糖量較高的零食，又不注意口腔衛生和牙齒保健，就會導致蛀牙的發生。另外，如果正常的營養不能供給，牙齒的發育也會受到影響。

所以，家長給孩子們吃零食的時候要注意控制數量和時間。一般情況下，在飯前和睡前盡量不要讓孩子吃零食，尤其是孩子睡覺之前，更不能讓孩子吃含糖高的甜食，如果孩子在睡前因饑餓必需吃些零食，就盡量給孩子吃一些含糖量少的零食，並且在吃完以後一定要督促他們刷牙或漱口，以保持牙齒和口腔的清潔。

肥胖

現在越來越多的小孩子變得肥胖，表面看起來，孩子們胖嘟嘟的十分可愛，實際上，這種肥胖是將來冠心病、高血壓的隱患。

孩子變胖主要是「垃圾零食」吃太多，導致營養攝入不均而造成的。孩子們在日常生活中最愛吃的薯條、薯片、巧克力派，以及最愛喝的碳酸飲料等都屬於高熱量食品，如果食用過多，活動量少，就會導致熱量過剩，造成肥胖。

便祕

對孩子們而言，各式各樣、風味獨特的零食、速食，大大滿足了孩子們味蕾的需要。孩子們大快朵頤之後，容易造成便祕，因為大多數零食缺少纖維素，在大量進食零食，或者將零食佔據了主食的空間後，這些缺乏纖維素的零食在體內就不能刺激腸道的蠕動，造成食物殘渣積存不足，使得腸道蠕動失去了動力，導致便祕的產生。

骨髓炎

長期過量的零食，是引起兒童骨髓炎的原因之一。如果兒童長期吃零食，就會導致蔬菜和碳水化合物攝入嚴重不足，進而影響體質，導致兒童機體免疫力低下，而此時細菌就很容易趁虛而入，進而導致一些抵抗力差的兒童被化膿性細菌感染而引發骨髓炎。

消化道疾病

如果兒童不加節制地攝取零食，就會造成腸胃因得不到充分休息而造成消化液的分泌減少，進而引起腸胃功能失調。另外，孩子在吃零食的時候只在乎零食的口味，不在意零食的衛生條件，有些零食是孩子們從小攤上買到的，品質很難保證，加上孩子常不洗手就邊玩邊吃零食，進而導致「病從口入」感染了疾病，如急性腸胃炎等。

呼吸道異物

發生這些情況大多數是由於孩子在吃這類零食的時候，在打鬧、嬉笑等情況下發生的。所以，家長們要教育兒童在進食時避免談笑、哭鬧；並改掉邊走邊進食或邊玩邊進食的不良習慣。另外，5歲以下的兒童最好不要讓其單獨吃瓜子、花生、豆類等食物，以免吸入氣管發生危險。

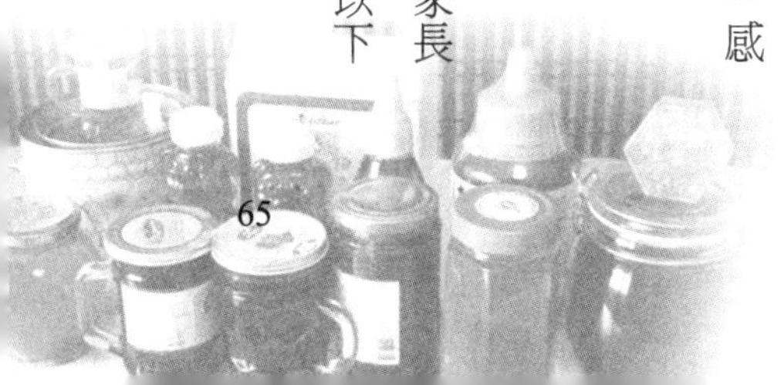

二、兒童零食的食用錯誤觀念

之所以會導致兒童出現以上那些「零食病」，是因為家長跟孩子們都存在著一些食用零食的錯誤觀念和壞習慣，只有糾正這些壞習慣，才能讓零食為孩子的健康服務。

兒童食用零食的錯誤觀念主要有以下幾種：

飯前胡亂吃零食

孩子的身體比大人更容易饑餓，所以，往往還不到用餐時間，孩子就喊餓了。這時來不及準備飯的家長們就拿出零食來讓孩子們吃個夠，巧克力派、薯片薯條、可樂飲料隨便吃。

孩子們一放學就簇擁在小攤販前面，炸雞翅、烤肉串、烤魷魚……吃得不亦樂乎。這樣，吃零食的時間與用餐時間過於接近，勢必就會影響孩子正餐的食慾和食量，由於攝入的營養成分不夠，久之就會引起營養不良。

所以，零食只能做為正餐間的營養補充，而不能任孩子食用，影響正餐的攝入。因此在孩子吃零食時不要距離正餐太近，中間至少相隔1.5～2小時，每天食用零食的次數應控制在3次，且量不宜過多，不影響正餐食慾和食量。

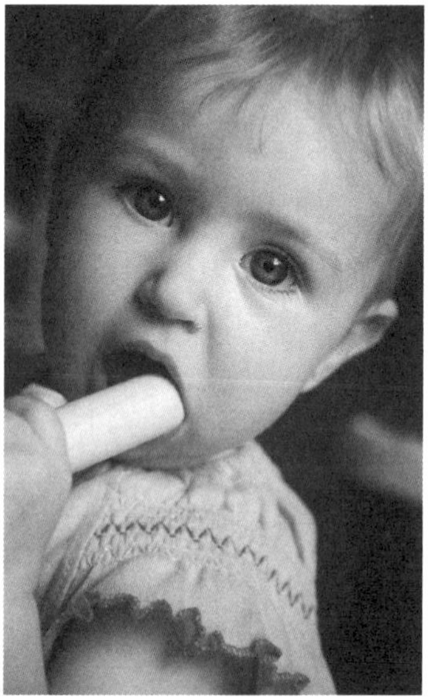

堅決抵制限制食用食品、選用少量適當食用食品、適時適量食用可經常食用食品，這樣零食就不再是敵人，而會成為孩子健康成長的好朋友。

將零食做為獎勵品

很多家長會以零食做為獎勵、懲罰、安慰或討好孩子的手段，進而讓孩子養成以吃零食做為「交換條件」的壞習性。這種方式等於是向孩子們灌輸了一種零食是好東西的理念，進而在心理上產生一種認知感，認為零食是有益的東西，特別是一些孩子喜歡吃速食等高熱量食品，家長以此為獎勵品的話，就更加加重了孩子們以速食為健康食物的認知。孩子們這種認識的形成，可謂百害而無一利，對孩子的健康成長十分不利。

飲料成生活必需品

現在市面上，碳酸飲料、果凍、糖果、果汁等已經成為兒童零食消費的主流。不少孩子從一、兩歲開始，家長就讓孩子養成偏愛喝飲料的習慣，甚至有些孩子從來都不喝白開水，口渴的時候就喝飲料。如此一來，孩子過多地攝入果汁、碳酸飲料等飲品，就會嚴重影響孩子的生長發育，甚至由於兒童無節制地飲用飲料，還會造成兒童肥胖症。

邊上網看電視邊吃零食

吃零食看電視可謂一大享受，是很多孩子非常喜歡的事情。邊看著動畫片，邊開心地去抓薯片、糖果、水果乾吃，此時注意力完全被電視所吸引，「吃零食」就成為一項無意識的動作，於是在不知不覺中吃下過量的食物，再加上久坐少動，想不胖都難！

零食廣告跟風

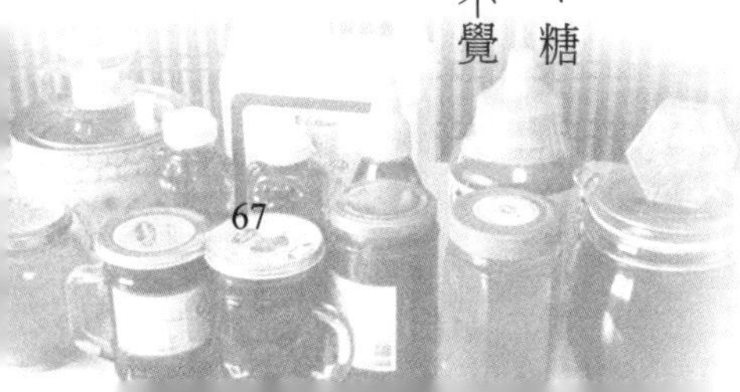

明星偶像等代言的零食，明顯受到孩子們的喜愛，因此，不管零食健康與否，孩子們一律來者不拒。像薯片、跳跳糖、怪味豆、蝦片等大都在廣告時間熱播，也引得孩子們心動不已，想盡辦法地向父母來要，有些父母常常磨不過孩子，就會滿足孩子的心願。

邊玩耍邊吃零食

有些孩子喜歡跟小夥伴們一起玩或玩玩具的時候，玩一會兒停一停，吃點零食再玩耍，還有的家長會在孩子奔跑玩耍的時候跟在後面，讓其停下來吃口零食再去玩。這樣對孩子來說是有害無利的，就從衛生角度來說，孩子在玩耍時，沒有洗手，很容易導致「病從口入」。從安全角度來考慮，嬉鬧玩耍的時候，孩子很容易被零食噎著，卡住喉嚨，引發危險。

因此，家長們除了要幫助孩子走出這些零食錯誤觀念外，還有牢記有些零食是不宜給孩子食用的。

三、家長對這些零食要學會說「NO！」

兒童零食黑名單「上榜」理由

果凍

製作果凍所採用的瓊脂、明膠、海藻酸鈉、卡拉膠等，在加入人工合成的香精、人工著色劑、甜味劑、酸味劑等，人體一旦攝入太多就會對健康產生危害，更何況孩子們的身體器官正處於生長發育階段。要知道，過多的海藻酸鈉、瓊脂等會影響人體對脂肪、蛋白質、鐵、鋅等營養元素的吸收和利用。另外，對於孩子來說，滑軟而有彈性的果凍也最容易導致孩子發生氣管異物堵塞，雖然果凍易破碎但卻並不易溶化，一旦進入孩子的氣管，它會隨著氣管舒縮的舒展變形而變形，形成阻塞，不易排出而導致窒息發生。

薯片、爆米花

當馬鈴薯變成薯片時，熱量將增加250倍，並且薯片在經過高溫膨化的過程中，薯片中的蛋白質、維生素嚴重流失，它的營養遠不如饅頭、麵包高，因此，兒童大量進食薯片後容易導致肥胖。另外，由於薯片在膨化處理中使用的膨化劑含有鉛，一旦人體對鉛的攝入量超標，會引起神經系統病變。

爆米花也是膨化食品，在製作過程中導致鉛進入食物，很容易被人體吸收而引起危害，所以爆米花小朋友盡量也不要吃。

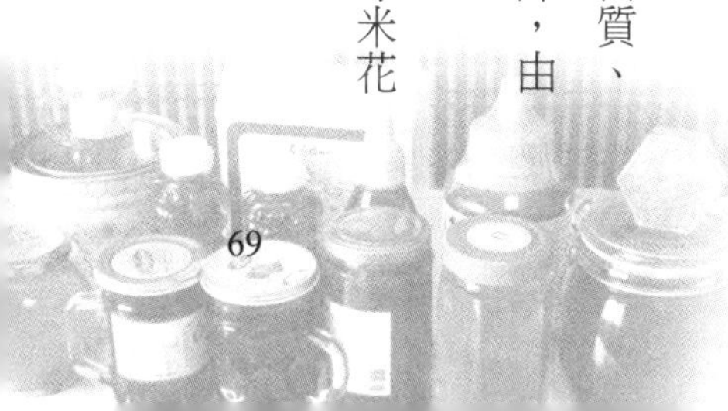

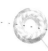

鹹魚

各種鹹魚都含有大量的二甲基亞硝鹽，這種物質進入人體後，會轉化為致癌性很強的二甲基亞硝胺。

糖果、含糖飲料

市面上的糖果具有香甜味道，常常引得孩子們欲罷不能。其實糖果的香味大多是來自香精、色素等添加劑，孩子長期大量進食這種糖果後，很容易導致「兒童嗜糖精神煩躁症」的發生，可表現為愛哭鬧，易衝動，睡眠品質差，注意力不易集中，抵抗力下降。此外，還可引起腹瀉、厭食、嘔吐、肥胖症等。

同理，含糖飲料也不宜多喝，因為這些飲料裡也只含糖和香精、香料，營養價值不高。並且飲料內含有一定量的糖，大量飲用同樣造成熱量過剩，不利於兒童身體健康。

糖果類的口香糖、泡泡糖等營養價值幾乎為零，並且還含有大量的防腐劑和人工甜味劑等，不利於孩子身體健康，另外，一些甜食如水果乾、蜜餞等兒童也少食為妙，因為這些食物在製作過程中，不僅營養成分被破壞殆盡，並且廠商為了追求口味，往往會加入大量的糖或代糖，導致含有很高的熱量。並且有些水果乾中還含有防腐劑，經常食用也會影響健康。

葵花籽

葵花籽中含有不飽合脂肪酸，兒童吃多了會影響肝細胞的功能。

動物脂肪

兒童常吃或多吃動物脂肪，不僅會造成肥胖，還會影響鈣的吸收利用。

豬肝

豬肝含有大量的膽固醇，兒童常吃或多吃豬肝，會使體內膽固醇含量升高，成年後容易誘發心腦血管疾病。

速食麵

速食麵在製作時以麵粉為主，主要成分是碳水化合物和少量味精、鹽等調味品，而蛋白質、維生素、礦物質等營養物質都嚴重不足。因此，如果孩子長期食用速食麵，勢必會引起營養不良。另外，速食麵不僅沒有多少營養價值，由於速食麵是經過油炸的食品，還容易存在脂肪氧化問題，在食用的時候或多或少地會攝入一些防腐劑和色素，而這些成分都對兒童健康也十分有害。

速食食品

麥當勞、肯德基、必勝客等國外的速食餐廳裡面的漢堡、三明治、薯條、炸雞塊、披薩等食物，令孩子們流連忘返，但是這些洋速食卻並不適宜孩子們多吃。因為這些洋速食無一例外都是高熱量、高脂肪、高蛋白質的「三高」食品，如果孩子常吃這些速食食品，很容易就會造成營養不均衡，進而影響身體的正常生長發育，對孩子身體健康造成極大的威脅。

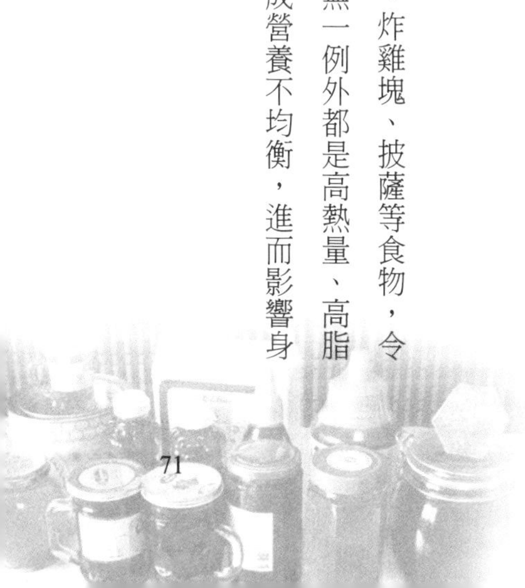

巧克力

兒童食用巧克力過多，會使中樞神經處於異常興奮狀態，產生焦慮不安、肌肉抽搐、心跳加快，影響食慾。

罐頭食品

為了保持罐頭的色鮮味美和延長保存時間，廠商在製作罐頭的過程中，都會加入一定的化學添加劑，如香精、色素、防腐劑等。這些化學添加劑，正常情況下對大人是安全的，可以隨著人體的代謝而排出體外，但對於尚處於生長發育階段的孩子來說，孩子的內臟器官尚處於發育不成熟階段，尤其是用來代謝的肝、腎的功能尚沒發育完全，如果經常食用罐頭而導致攝入體內化學添加劑攝入過多，這些物質因孩子的身體無法代謝而導致毒素在體內積蓄。久之，不僅會影響兒童的生長發育，嚴重者還可能會引起慢性中毒。另外，由於罐頭中加入了大量的調味品，兒童經常食用也會引起味覺靈敏度下降，影響孩子正常飲食的食用，進而導致偏食和挑食。不僅如此，從營養角度來說，罐頭食品在加工過程中，新鮮食物原有的維生素和一些營養成分，在加熱處理和儲存過程中都會遭到破壞，營養成分已經大打折扣。

烤肉串

羊肉串等火烤、煙燻食品，有強致癌物。

禽頸

現今市面上出售的家禽，絕大部分是吃拌有快速生長劑的飼料餵養的，禽肉中「促熟劑」殘餘，主要集中在家禽頭頸部分的腺體中，因此，吃鴨頸、鵝頸，就成為「促早熟」的高危險行為。

反季節蔬菜和水果冬季的草莓、葡萄、西瓜、蕃茄等，春末提前上市的梨、蘋果、橙和桃，幾乎都是在「促生長劑」的幫助下才反季或提早成熟，一定要避免給10歲以下的兒童食用。

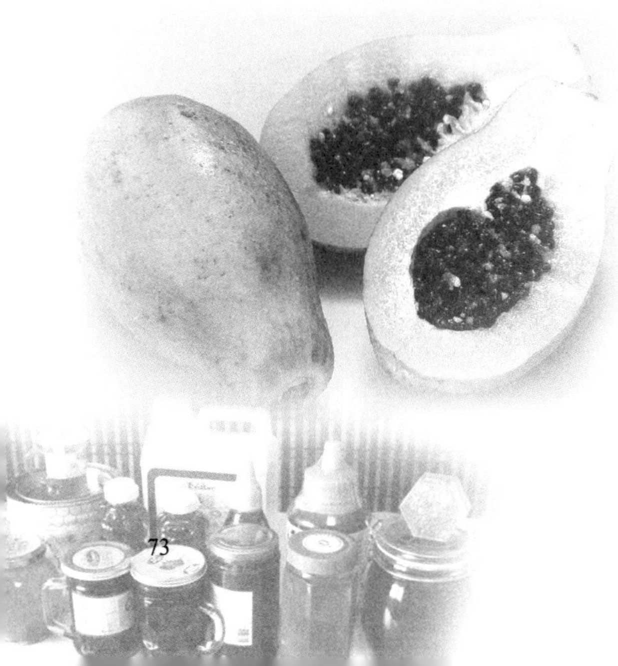

健康鏈結

吃零食是孩子的天性，而且適當吃些零食對孩子也是有益的。日常生活中，適合孩子吃的健康零食有：新鮮水果營養豐富，各種乳製品如牛奶、乳酪等含有豐富的鈣和其他100多種對人體有益的成分，豆漿及其他豆製品，各種堅果類食物如花生、杏仁、松子、板栗等，都是天然的健康保健食品，這些可以放心讓孩子們食用。但有，即使是這些健康零食，孩子們在吃的時候也要控制好食用量，並非多多益善。

這是因為孩子如果每天大量吃零食，會使胃液分泌失調，消化功能紊亂，食欲不振，到了吃正餐的時候就往往沒有食慾而不感興趣，這樣時間久了，孩子就不能從正餐中攝取足夠的營養，導致孩子營養不均衡，進而使孩子出現偏食、嚴實、營養不良等。這跟孩子只吃正餐營養同時也跟不上，需要健康零食的適當補充是一樣的。所以要嚴格控制孩子吃零食的量和次數，比如花生、葵花籽等堅果類食物，雖然這些零食對孩子的大腦發育等方面有很好的作用，但是它們脂肪含量非常高，食入過多容易造成熱量過剩，所以在給孩子吃這些零食，一定不要讓其食用過多，否則對孩子的身體健康十分不利。

Part3

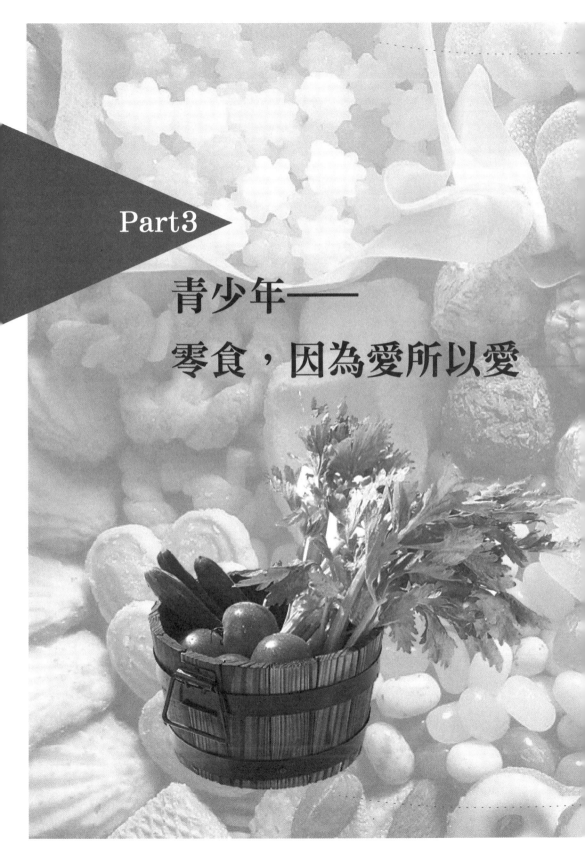

青少年——
零食，因為愛所以愛

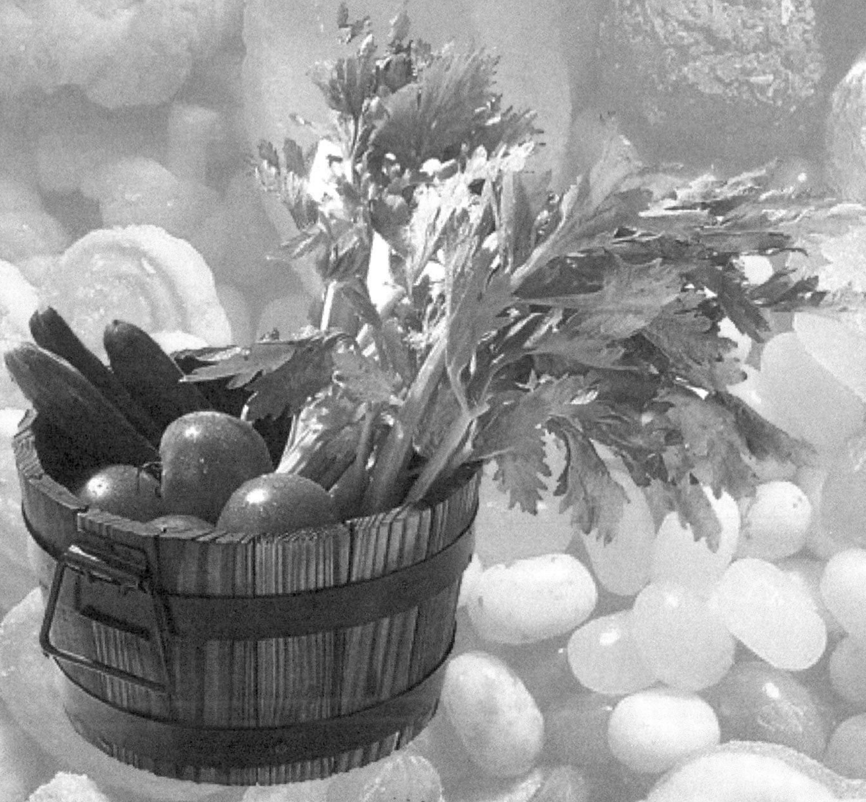

1 健腦益智，這類零食最拿手

青少年正處於身體發育和學習知識的最佳階段，因此，青少年是用腦最多的人群，健腦益智的零食必不可少。

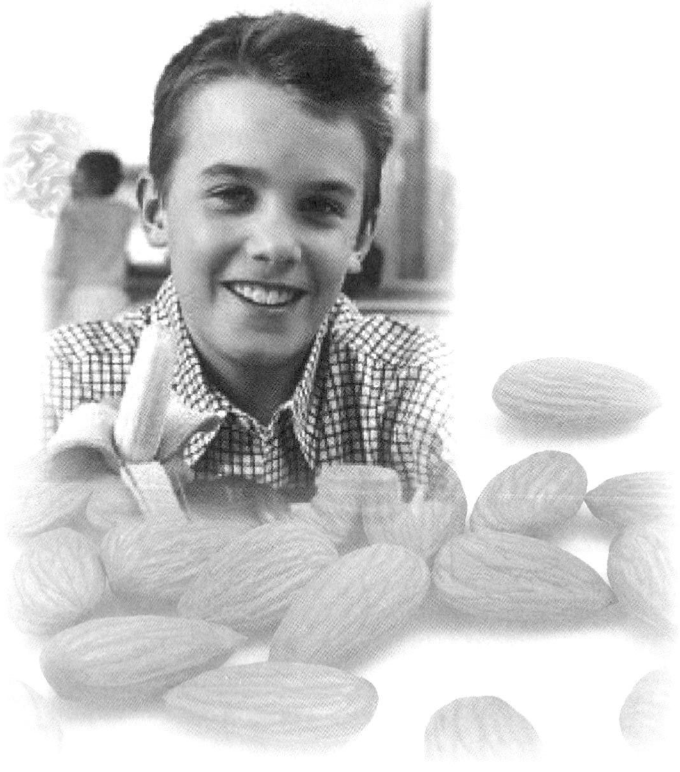

一、最佳補腦零食：核桃

專家解讀

核桃的蛋白質中含有豐富的賴氨酸，能夠為大腦神經提供必需的營養，對提升青少年的智力、增強記憶力具有十分重要的意義。另外，核桃含有豐富的維生素B、維生素E和卵磷脂，維生素B群參與機體內蛋白質、脂肪、醣的代謝，能使腦細胞的興奮和抑制處於平衡狀態；維生素E則可以防止腦細胞衰老，進而達到增強記憶力、強健大腦的作用；卵磷脂則可以安定神經，加快腦部神經細胞之間的資訊傳遞，提高大腦活力，達到增強青少年的記憶力和提高學習效率的目的。因此民間的核桃有「益智果」的稱呼。

除此之外，核桃還具有健胃、潤肺、補血、養神的功效，對於增強體質，提高免疫力，預防心腦血管疾病，治療膽石症，抗衰老等方面都有積極的作用，是一種營養價值很高的食療佳果，因此核桃還贏得了「萬歲子」、「長壽果」、以及「養人之寶」等美稱。所以，做為青少年不妨多吃些核桃。

這樣吃才健康

①一般來說，每天服用核桃仁的量，應在40克左

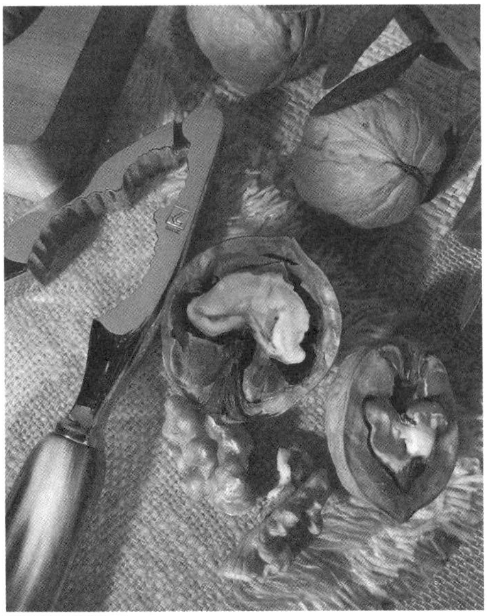

核桃是補腦的最佳食品，是人們益智、健腦的「守護神」。

右，大約相當於4～5個核桃，如果過多食用又不能被充分利用的話，就會被人體做為膽固醇儲存起來，結果適得其反。核桃火氣大，含油脂多，吃多了會令人上火和噁心，所以正在上火、腹瀉的人不宜吃。

②食用核桃的時候不要飲濃茶。因為茶葉中含有豐富的鞣酸，它遇到核桃中的蛋白質與鐵元素的時候，會在人體內發生不良反應，生成不溶性的沉澱物，不易被人體消化吸收。

③糖尿病患者忌多食核桃。核桃油脂含量高，糖尿病患者多食病情加重，所以糖尿病患者不宜多食核桃。

④比較好的一種吃法是，把核桃仁和紅棗、大米一起熬成核桃粥，因為核桃可以補「先天之本」，大米、紅棗可以補「後天之本」，這樣搭配起來，保健效果最佳。

自製小竅門

核桃棗圓糕

原料：核桃仁250克，紅棗100克，桂圓肉50克，糯米100克，白砂糖100克，清水400毫升。

做法：將核桃仁去皮切碎，紅棗去核切碎，桂圓肉、糯米洗淨。將四者碾碎，加白砂糖和清水揉成薄糕，放入蒸籠，用文火煮40分鐘，蒸熟後分2～3次食用。

功效：此糕甜香好吃，常吃具有益氣養血、安神補腦、美膚養顏、抗衰防老、延年益壽的作用。

核桃糊

原料：桃核仁150克，白糖50克。

做法：將核桃仁去皮後，在小石臼中搗成泥狀，取出放鍋中，加入白糖，溫水煮沸即成。

功效：核桃糊香甜可口，具有補腎益智的功效，用於記憶力減退者和用腦較多的人食用。

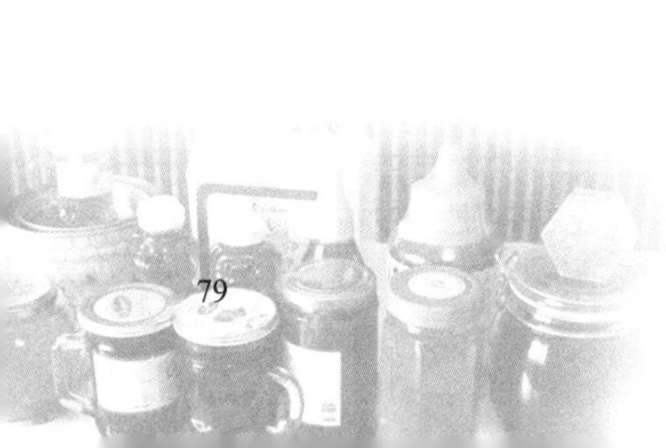

二、最佳補腦零食：烤魚片

專家解讀

魚類是促進人體智力發育的首選食物之一。魚頭中含有對人腦神經有重要作用的卵磷脂，卵磷脂是人腦中神經遞質的重要來源，可以增強人腦的記憶力、思維和分析的能力，並能控制腦細胞的退化，延緩衰老。所以，做為經常用腦的青少年來說，經常吃魚，能活化大腦神經細胞，改善大腦機能，對提高判斷力、思維能力和記憶力有良好的作用。另外，魚肉中還含有豐富的優質蛋白質和鈣質，特別是含有大量的不飽和脂肪酸，對青少年的大腦和眼睛的正常發育十分重要。

這樣吃才健康

①選擇食用正宗的烤魚片。品質合格的烤魚片一般看起來組織纖維非常明顯，魚片比較平整，片型也較為完好。顏色一般呈黃白色，色澤均勻正常，邊緣可以允許略帶焦黃色。顏色發白的產品，可能添加入了漂白劑或澱粉類物質，不宜購買食用。

②烤魚片的保存期限一般為6個月，因為魚片容易滋生細菌或發生黴變現象，所以要盡量選購近期生產的產品。其次，要看標籤中的成分表，盡量不要選購含有防腐劑的烤魚片。

③不吃散裝魚片。由於散裝烤魚片直接暴露在空氣中，容易因為空氣乾燥而使烤魚片失去水分，影響口感。另外，這樣也容易導致魚片受到環境的污染，使魚片感染病菌或變質。所以，魚片還是盡量選購袋裝烤魚片為好。

④不宜大量吃烤魚片。因為烤魚片雖然營養豐富，但魚片中氟元素含量很高，如果人體每天攝入的氟超過4～6毫克，人體就無法完全代謝掉這些氟元素，久之，氟元素就會在人體內積蓄起來，嚴重者可引起慢性氟中毒。引起慢性氟中毒後，可發現牙齒的發育受到影響，如牙齒變成黃色，並且粗糙無光，牙面上會出現一些斑點、條紋等，即形成我們所說的氟斑牙。而氟斑牙一旦形成，則再也無法恢復。

※家長要注意：

兒童不宜一次食用過多烤魚片。由於烤魚片中蛋白質含量很高，過量食用後容易引起消化不良及影響兒童食慾，長期食用將造成兒童膳食營養不均衡。因此，魚片做為兩餐之間的零食可偶爾食用，切不可長年累月大量食用。

⑤即時食用：開袋後的烤魚片最好即開即食，不宜放置過久，因為久置後不僅風乾了影響口感，還容易滋生細菌，因此盡量按食用量來選擇烤魚片的產品規格。

選購小竅門

在購買魚片的時候還要仔細觀察品質，手感發黏、有黴斑、有臭味或明顯異味的魚片，屬於變質或被污染的魚片，這樣的魚片食用後容易引發腸道疾病，影響人體健康，所以不宜再購買。

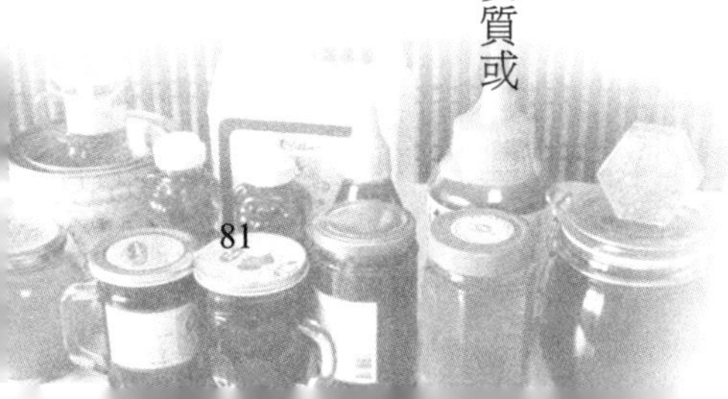

三、最佳補腦零食：雞蛋

專家解讀

雞蛋中豐富的DHA和卵磷脂等，對神經系統和身體發育有很大的作用，能健腦益智，避免老年人智力衰退，並可改善各個年齡層的記憶力。因此，做為用腦最多的青少年，每天可吃1～2個雞蛋來補充營養，達到健腦益智的作用。

除此之外，雞蛋中豐富的維生素B_2，可以分解和氧化人體內的致癌物質，其他的微量元素如鋅、硒等也都具有防癌的作用；雞蛋蛋白質有修復肝臟組織損傷的作用，蛋黃中的卵磷脂則對促進肝細胞的再生有一定的功效，因此多吃雞蛋也有延年益壽的作用。

這樣吃才健康

①雞蛋的吃法很多，根據不同年齡和身體狀況，可選用不同的吃法。

煮雞蛋：關鍵在於掌握時間，一般8～10分鐘為

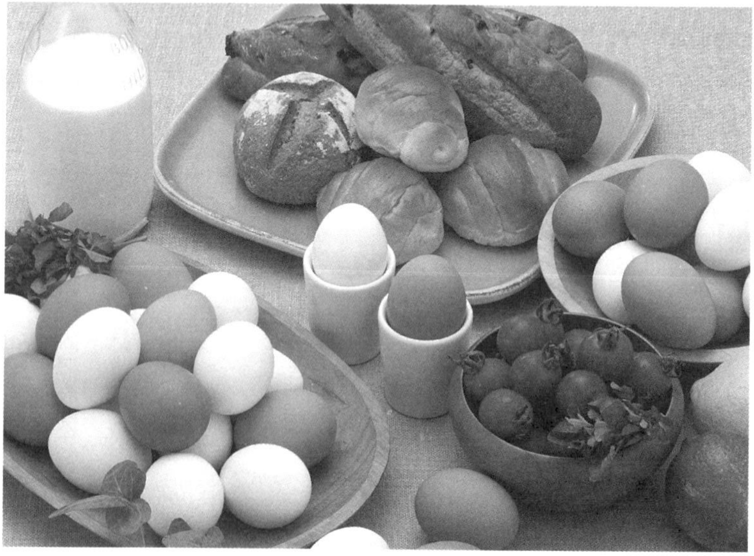

雞蛋含有人體需要的幾乎所有的營養物質，所以被人們稱作「理想的營養庫」，營養學家則稱之為「完全蛋白質模式」。

宜。煮的太生或太熟，都不利於蛋白質的吸收。

攤雞蛋：忌用大火。因為溫度過高，雞蛋中的蛋白質會破壞分解，尤其顏色深，焦脆的雞蛋營養損失會更厲害。但火太小也不行，時間相對長，水分會丟失掉。攤雞蛋最好用中火。

蒸蛋羹：雞蛋羹是否能蒸好，主要取決於是否攪拌得好。攪拌時，應使空氣均勻進入，且時間不能過長。溫度在20℃以下，時間為5分鐘；溫度在20℃以上，時間應該再短些。攪勻後放入油、鹽，略攪後再放入蒸鍋，蒸出雞蛋會鬆軟滑嫩。打蛋花在湯滾之際加入幾滴醋，蛋汁入水就成漂亮的蛋花了。

炒雞蛋：炒雞蛋忌放味精。因為雞蛋中本身含有谷氨酸和氯化鈉，加溫後這兩種物質會生成新的物質，即谷氨酸鈉，它為味精的主要成分。這樣雞蛋本身的鮮味就會被掩蓋。

②雞蛋不宜與白糖同煮，否則白糖會與雞蛋蛋白質中的氨基酸形成不利於人體吸收的果糖基賴氨酸的結合物，對健康會產生不良作用。

③雞蛋不宜與豆漿同食，蛋清中的卵松蛋白會與豆漿的胰蛋白酶相結合，會造成營養成分的損失，降低二者的營養價值。

④雞蛋不宜與兔肉同食。《本草綱目》中有記載：「雞蛋同兔肉食成泄痢。」

⑤裂紋蛋、黏殼蛋、臭雞蛋、散黃蛋、死胎蛋、發黴蛋都不宜食用。

⑥雞蛋的膽固醇含量較高，冠心病患者以每日不超過1個為宜，對已有高膽固醇血症者，尤其是重度患者，應盡量少吃雞蛋。患有腎臟疾病的人應慎食雞蛋。

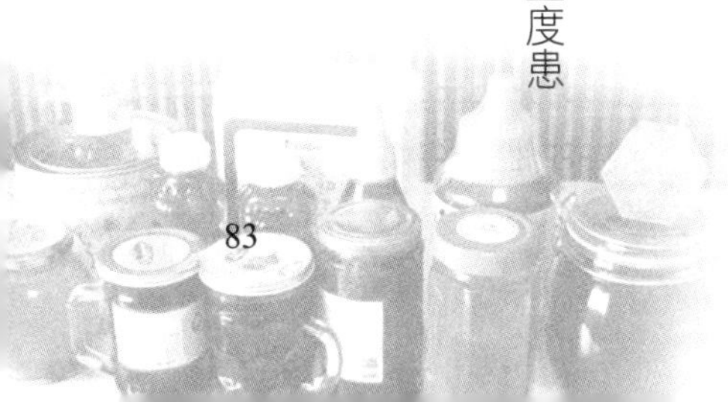

選購小竅門

①新鮮的雞蛋蛋殼顏色新鮮，上面通常附著一層白霜，蛋殼氣孔比較明顯，如果發現蛋殼發烏，顏色不均勻，或有糞便、裂縫、黴斑、麻點等的雞蛋不宜購買。可用手輕輕搖動來分辨雞蛋的新鮮與否，搖動時沒有聲音就是新鮮的雞蛋，如果聲音很大說明就不是新鮮雞蛋。

②現今市面上推出了一系列功用雞蛋，比如「富硒蛋」等，這是由於雞蛋中的成分受飼料因素影響較大，廠商在飼養的時候，透過改進飼料的配方，有效增加蛋黃中礦物質的含量。所以，對於老人、小孩、孕婦等特殊人群，可根據自己的實際情況選擇帶某些礦物質含量較高、有一定「功用」的雞蛋。但對不缺這些礦物質的消費者，則無需刻意購買。

除了以上零食外，益智健腦的零食還很多，如花生、開心果、腰果、松子、杏仁、瓜子、夏威夷果、榛果等美味的堅果類食物，都有益智健腦的作用。堅果素有「強腦之果」的美稱，含優質蛋白質、十幾種重要的氨基酸以及對大腦神經細胞有益的多種維生素鈣、磷、鐵、鋅等。無論是對寶寶、青少年、準媽媽，還是對胎兒，堅果是補腦、益智的佳品。

健康鏈結

生活中，對腦容易產生損害，讓你變笨的零食主要有以下幾種：

一、含鉛食物：鉛是腦細胞的一大「殺手」，人體攝入過多的鉛會損傷大腦，引起智力低下。含鉛多的零食如爆米花、皮蛋等。

二、含鋁食物：人體每天攝鋁量不應超過60毫克，如果超過這個攝入量，就會導致記憶力下降，思維能力遲鈍。含鋁多的零食如蝦條、粉絲、涼粉以及鋁罐裝的汽水和可樂等。

三、過鹹食物：人體每天攝入食鹽的量應在7克以下，兒童則在每天4克以下。如果經常食用過鹹食物，容易引起高血壓、動脈硬化等症，還會損傷動脈血管，影響腦組織細胞，導致出現記憶力下降，甚至過早老化等。日常中過鹹的零食有話梅、燻魚等。

四、含過氧脂質的食物：過氧脂質在人體內大量積聚，可使人體內某些代謝酶系統遭受損傷，促使大腦早衰。過氧脂質的大多含在油溫在200℃以上的煎炸類食品中，以及長時間曝曬於陽光下的食物裡，日常生活中常見的此類食物有燒鴨、燒鵝，炸過的魚、蝦、薯片，魚乾、醃肉及含油脂較多的食品等。

五、含糖精、味精較多的食物：糖精用量如果不加限制，人體攝入過多就會損害腦、肝等細胞組織，甚至會誘發膀胱癌。糖精、味精較多的食物如蛋糕、冰淇淋、糖果、味道鮮香的蝦片、鮮貝、雪餅等。

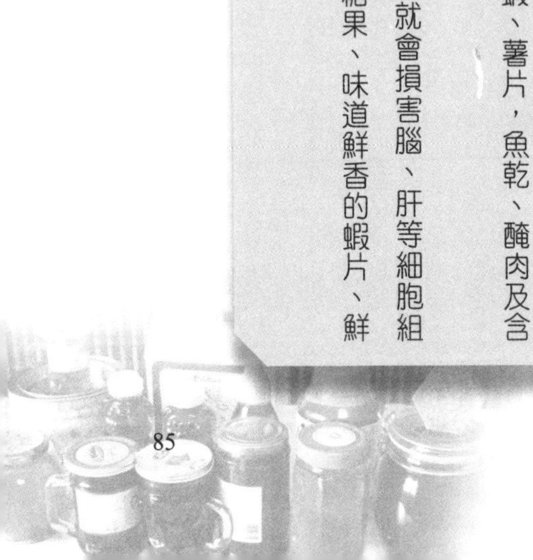

2 備考零食，考出好成績

考試是每個青少年階段所必經的過程，大的考試如基測、公務員考試，小的就不用說了，期中考、期末考、模擬考……各種的考試是檢驗大腦儲存知識量，及大腦綜合應用知識的能力。我們的大腦重佔身體重量的2.33%，而供應大腦的血液卻佔心輸出量的15%，腦組織的代謝十分活躍，所以就需要大量營養素的供給，才能保持大腦良好的記憶和快捷的思維，為我們的考試取得優異成績奠定良好的基礎。

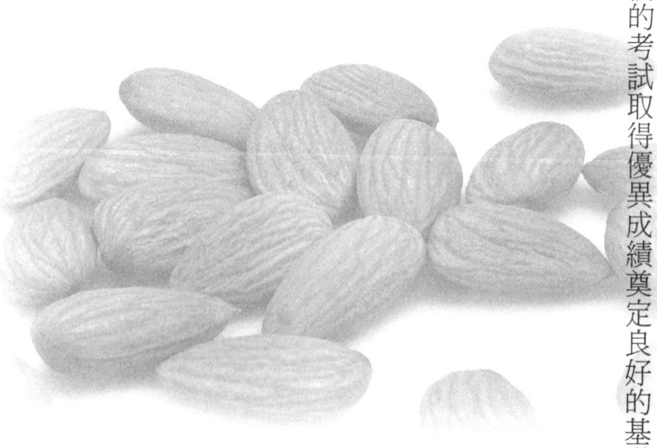

一、最佳備考零食：芝麻糊

專家解讀

芝麻營養十分豐富，特別是亞油酸、亞麻酸等分子較小的不飽和脂肪酸含量很高，可以為大腦提供足夠的營養，提高大腦的功能。因此，青少年常吃些芝麻製品，如芝麻糊，也可用芝麻餅乾、芝麻飴等製品代替。

芝麻是高效能的理想食物，富含脂肪、蛋白質、糖、鈣、鐵以及維生素E、腦磷脂、葉酸、煙酸、磷、固醇、芝麻素、芝麻酚、纖維素等多種營養物質。芝麻的脂肪高於肥牛羊肉，且極易被人體吸收；蛋白質高於雞蛋和瘦牛肉；鈣含量僅次於蝦皮；鐵含量比豬肝高1倍，比雞蛋黃高7倍。

醫學上認為，黑芝麻具有補肝腎、潤五臟、益氣力、長肌肉、填腦髓的作用，對於因為肝腎精血不足而出現的鬚髮早白、脫髮、皮燥髮枯、眩暈、腰膝酸軟、四肢乏力、步履艱難、五臟虛損、腸燥便祕等病症，有一定的療效。另外，在烏髮養顏方面也有極強的功效。

這樣吃才健康

①芝麻有白芝麻、黑芝麻之分，如果是榨取油來食用的話，以白芝麻為好，如果講究保健效果的話，則是以黑芝麻為好。

②患有慢性腸炎、便溏腹瀉者不要食用芝麻，男子陽痿、遺精者也應不宜食用。

③由於芝麻比較容易氧化變質，因此保存芝麻食品時，最好採用密封的方法，置於陰涼通風處保

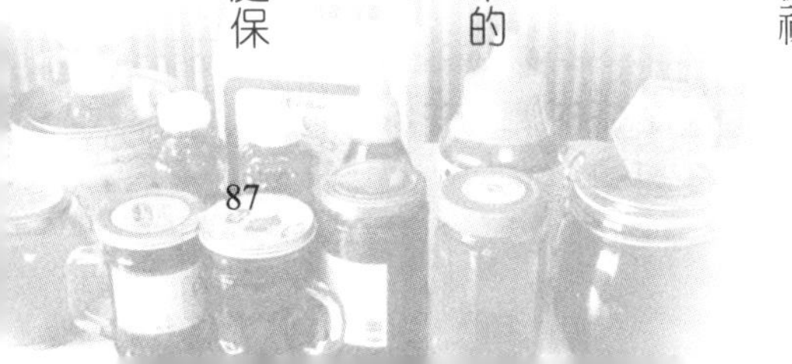

存。

自製小竅門

芝麻糊

原料：黑芝麻200克，白米100克，冰糖適量。

做法：將黑芝麻和米洗淨，浸泡2小時。將黑芝麻和米加4碗水放入攪拌機內，攪成糊狀。然後將糊內放入鍋中，加入冰糖同煮，慢火一邊煮，一邊攪動，煮至糊狀即成。

二、最佳備考零食：香蕉

專家解讀

香蕉營養豐富、熱量低，其中富含有稱為「智慧之鹽」的磷，鉀離子的含量也較高，還是色氨酸和維生素B_6的超級來源，其中酪氨酸是大腦必需的營養物質，它可使人精力充沛、注意力集中，並能提高人的創造能力，是青少年考試前的必備零食。

香蕉中含有的泛酸等成分，是人體的「開心激素」，能幫助人減輕心理壓力、解除憂鬱，令人心情愉悅，所以考生在考前吃根香蕉，可以緩解心理緊張，製造愉悅情緒。而考試的睡前晚上吃根香蕉，則有助於心情放鬆、鎮靜，幫助儘快入眠。

香蕉的保健作用遠不僅如此，對降低血壓、保護血管方面也有十分積極的作用。另外，香蕉還有潤腸通便，潤肺止咳、清熱解毒，助消化和滋補的作用。

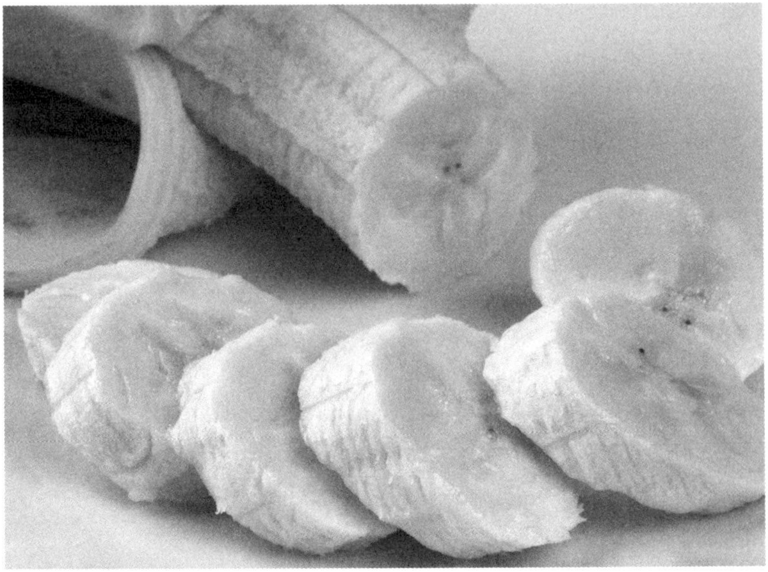

香蕉是人們喜愛的水果之一，歐洲人因它能解除憂鬱而稱其為「快樂水果」；相傳佛祖釋迦牟尼因為吃了香蕉而獲得智慧，所以也被稱為「智慧之果」。

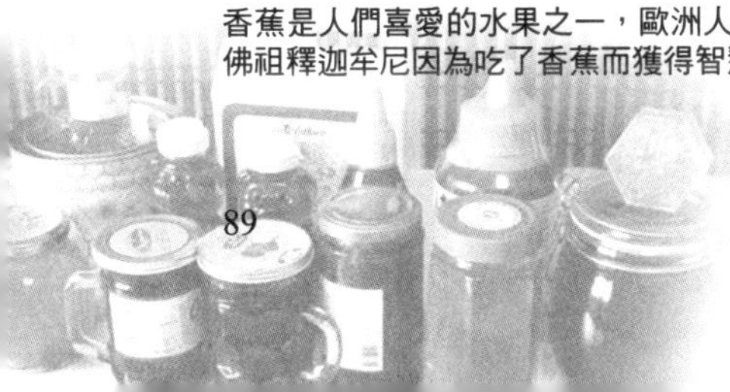

對於愛美的美眉而言，香蕉是美容、減肥的最佳水果。它含有豐富的維生素A，能有效維護皮膚毛髮的健康，能令皮膚光潤細滑。

這樣吃才健康

①香蕉有很好的潤腸作用，但是吃了不熟的香蕉後，反而會加重便祕的發生。這是因為不熟的香蕉內含有鞣酸，鞣酸會抑制腸液的分泌，導致腸胃蠕動變慢，失去潤腸通便的作用而導致便祕加重。要想讓綠色的香蕉快點成熟，將香蕉和梨或蘋果一起放在一個袋子裡，然後將袋口緊緊地封住，幾天香蕉就熟了，這是因為梨或蘋果很容易釋放乙烯，可以誘導香蕉變黃成熟。

②香蕉不宜空腹食用；香蕉含鉀高，急慢性腎炎、腎功能不全的患者，盡量少吃香蕉，如果吃也不宜一天超過半根；糖尿病患者也應少吃，以免血糖升高。

③香蕉不宜放在冰箱裡保存。因為儲存香蕉最適宜的溫度是10℃～11℃，而冰箱的溫度一般在6℃～7℃，如果放到冰箱裡，反而導致香蕉更快變質。

④脾胃虛寒、便溏腹瀉者不宜多食、生食，急慢性腎炎及腎功能不全者忌食。

自製小竅門

香蕉奶昔

原料：香蕉1根，牛奶1包，冰塊、蜂蜜適量。

做法：將香蕉剝皮後切塊，與牛奶、冰塊、蜂蜜一同放入榨汁機榨成汁即可飲用。

功效：香蕉奶昔混合香蕉和牛奶的甜香，香濃幼滑、味道獨特，集美味與健康營養於一身。其中牛奶是優質蛋白質、核黃素、鉀、鈣、磷、維生素D的極佳來源，這些營養素可為大腦提供所需的多種營養。香蕉奶昔尤其適合青少年、知識分子以及腦力勞動者飲用。

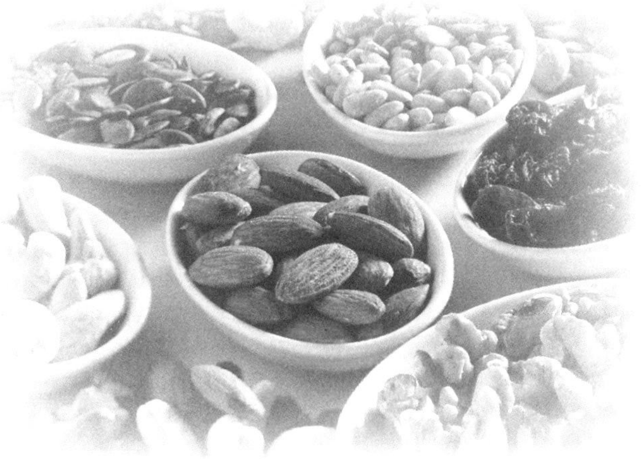

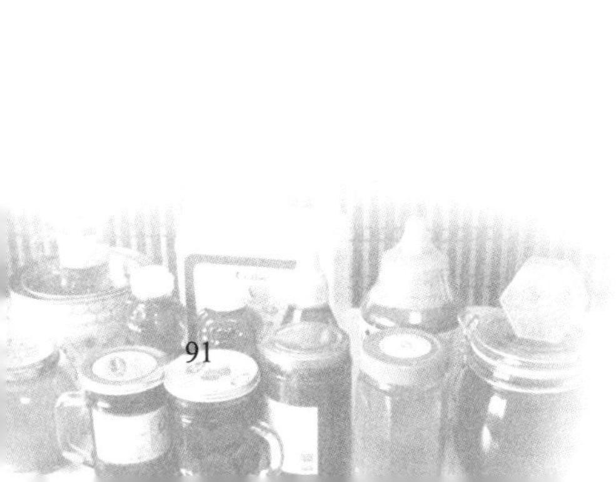

二、最佳備考零食：咖啡

專家解讀

適量的咖啡可以刺激大腦皮層，促進感覺、記憶，活躍心肌的機能，並提高新陳代謝的效能。咖啡中的咖啡因有刺激中樞神經和肌肉的作用，可以消除肌肉疲勞，令人感到興奮，提高工作效率、具有清醒的效果，使頭腦反應更加活潑靈敏。所以，青少年不妨在考前喝一小杯咖啡，達到提神醒腦、活躍記憶力的作用。但要注意用量，對其敏感者不要服用。

這樣飲用才健康

①咖啡不宜過量飲用。過量的咖啡因會使人焦躁不安、心跳加速、血壓上升等。適時適量，才是正確的「咖啡之道」，一天之中以不超過3杯為宜。

②消化器官黏膜有炎症的患者，如胃炎、胃潰

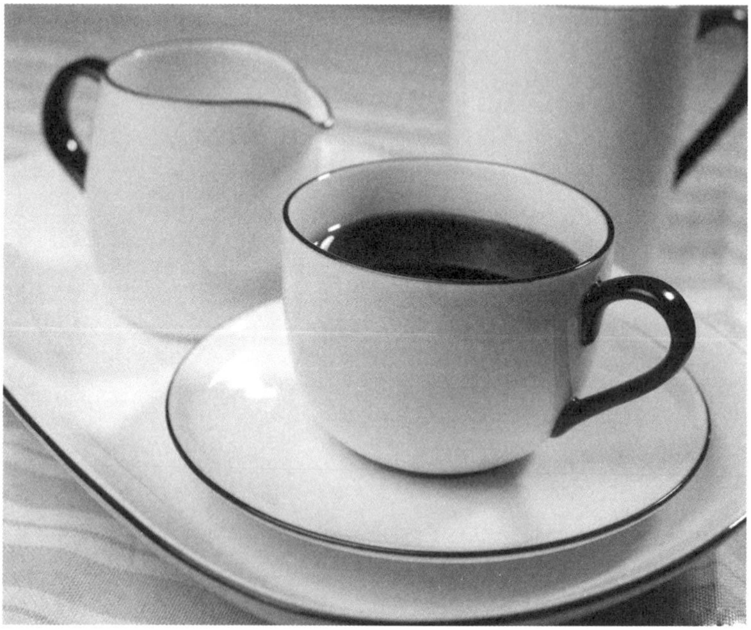

約七百年前，擁有魔力飲料之稱的咖啡，伴隨著義大利悠久的水城文化一併帶入歐美其他國家：加拿大、瑞士、法國、美國等，直至今天風靡世界。

瘍、十二指腸潰瘍等，不宜飲用咖啡；腦血管瘤和心臟病患者不宜飲用咖啡；失眠者不宜常飲，睡前尤其不宜飲用；女性懷孕期及哺乳期間都不宜喝咖啡，產後三個月以後可適量飲用。

③咖啡不宜與酒同飲。酒精與咖啡同飲，加重對大腦的傷害，並刺激血管擴張，加快血液循環，增加心血管極大的負擔，對人體造成危害，嚴重者可危及生命。

④日常生活中適量喝點咖啡對身體也有好處，咖啡有幫助消化的效果，特別是食用過多肉類時，胃液分泌多，促進消化分解脂肪，吃完熱量高的食物後，喝杯咖啡有助於消化食物，防止胃下垂；在早晨時飲用一杯咖啡，有快速通便的功效。咖啡還有減肥的功效，咖啡因能提高人體消耗熱量的速度，有助於控制體重，如果在運動前喝一杯咖啡，不僅能增強耐力，還能加快熱量消耗快，有助於減輕體重。

自製小竅門

香蕉冰咖飲

原料：香蕉1根，牛奶100克，即溶咖啡1包，冰塊、白糖適量。

做法：香蕉剝皮切塊，將牛奶、咖啡、冰塊、白糖同時放入榨汁機中榨汁，即成香蕉冰咖飲。

功效：香蕉冰咖飲清涼爽口、香味濃郁，具有提高精力、舒緩焦慮和壓力，強健肌體、血脈暢通的作用。

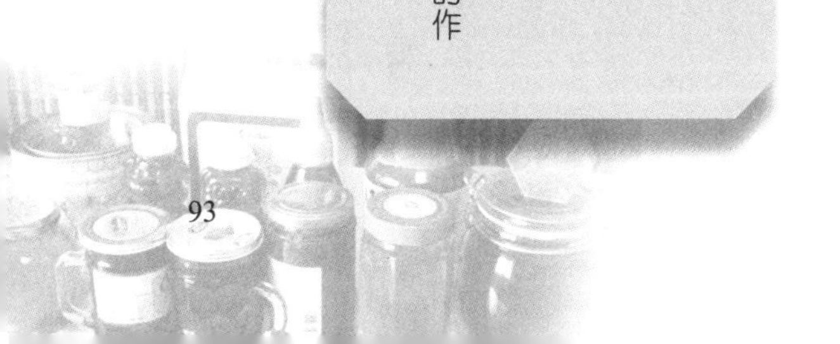

除了以上零食外，牛奶中含有豐富的營養物質，可增進大腦的功能，調節激素的釋放、提高腦細胞的活性，增強人的記憶力，是促進智力發育不可缺少的食品。另外，海帶含有豐富的亞油酸、卵磷脂等營養成分，有健腦的功能。南瓜性味甘平，有清心醒腦的功能，對神經衰弱、記憶力減退的人有較好的治療效果。葵花籽有一定的補腦健腦作用，常食用葵花籽不僅可使腦思維敏捷、記憶力強，還會使皮膚紅潤、細嫩，具有很好美容護膚的作用。念書開「夜車」饑餓的時候，可吃一些易於消化、熱量適中的食物，如粥、肉絲麵、蛋花湯、餛飩等。多吃一些花生、腰果、杏仁、胡桃等，有助恢復精力和體力。多吃一些胡蘿蔔、動物肝臟、紅棗、白菜等富含維生素A的食物，可有效緩解眼部疲勞。

健康鏈結

考試即將到來前，很多家長喜歡為孩子補充營養，一些只要看起來能夠發揮能量的食物，家長們喜歡統統拿來給孩子吃，比如保健食品、大魚大肉、山珍海味等，這樣大幅度調整飲食，反而會導致孩子消化吸收系統不容易適應，容易造成積食、上火等症狀。另外，從心理上來說，家長太過大張旗鼓地調整孩子飲食，也會給孩子造成心理壓力，導致孩子心理緊張，不利於考場的發揮。

因此，孩子在考前只要注意以下幾點即可：

一、每天保證優質蛋白質的攝入，可在牛奶、雞、魚肉、瘦肉、雞蛋、豆腐、豆漿等中，根據考生的口味進行選擇，並保證每頓都有新鮮蔬菜搭配。

二、注意食物衛生，考試期間盡量不要去路邊攤上飲食，因為路邊攤上食物不太衛生，如果飲食不潔導致腸胃疾病就得不償失了。

三、考試期間多補充水分，白水和茶水都可以選擇。在夏天不妨選擇一些運動飲料，因為天氣炎熱，考生容易出汗，體液流失，運動飲料含有礦物質、維生素和少量的醣類，可以快速為人體提供營養和能量。

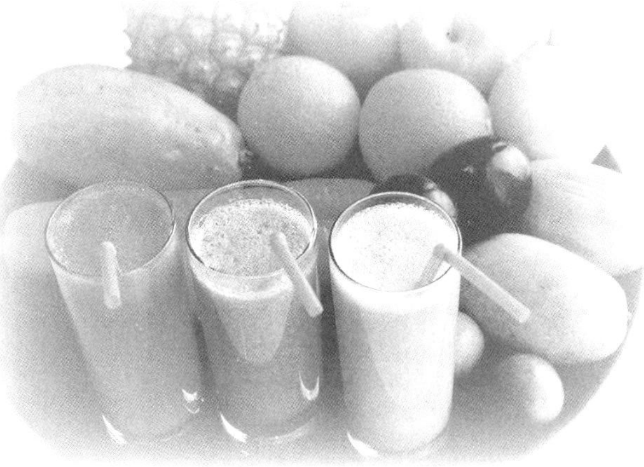

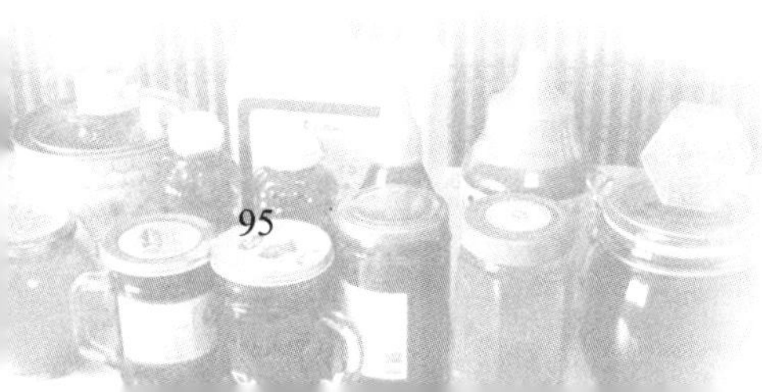

3 緩解眼疲勞，零食有魔法

青少年階段要經常念書或面對電腦，時間久了，就容易引起眼睛疲勞，比如眼睛及眼眶周圍疼痛、視線模糊、眼睛乾澀、流淚等，有時看書或工作時間久了，還會出現頭痛、噁心、眩暈等不適症狀，甚至出現複視、閱讀時易串列、注意力無法集中等，影響學習與工作效率。如果長時間眼睛疲勞狀態得不到改善，就會引起近視，眼睛老花年齡提前等，嚴重者還會引發各種眼部疾病。

眼睛是心靈的窗戶，它對我們的重要性可想而知，因此，青少年朋友要想保持明眸善睞，驅走眼疲勞的困擾，就得在日常生活中加強一些飲食的護理，下面這些小零食就可以幫你這個忙。

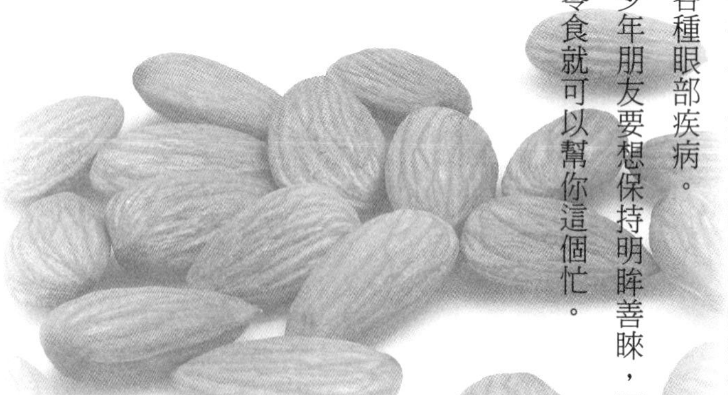

一、最佳護眼零食：豆乾

專家解讀

護眼的基礎是給眼睛提供充足的營養，豆類食品中含有豐富的優質蛋白質，蛋白質是組成眼細胞的主要成分，眼睛相關組織的修補和調養都少不了蛋白質的參與。因此，多食用些豆類食品，對改善眼睛疲勞狀況、修復眼組織損傷有直接的關係。

這樣吃才健康

①急性胃炎和慢性淺表性胃炎病人，不宜食用豆製品，以免刺激胃酸分泌和引起胃腸脹氣。

②嚴重消化性潰瘍病人，不要食用黃豆、蠶豆、豆腐絲、豆乾等豆製品，否則引起嗝氣、腸鳴、腹脹、腹痛等症狀。

③半乳糖及乳糖不耐症者不宜食用豆製品，以免加重病情。

④苯丙酮酸尿症不宜食用豆製品，同時注意禁食或少用富含蛋白質的副產品製品和動物性

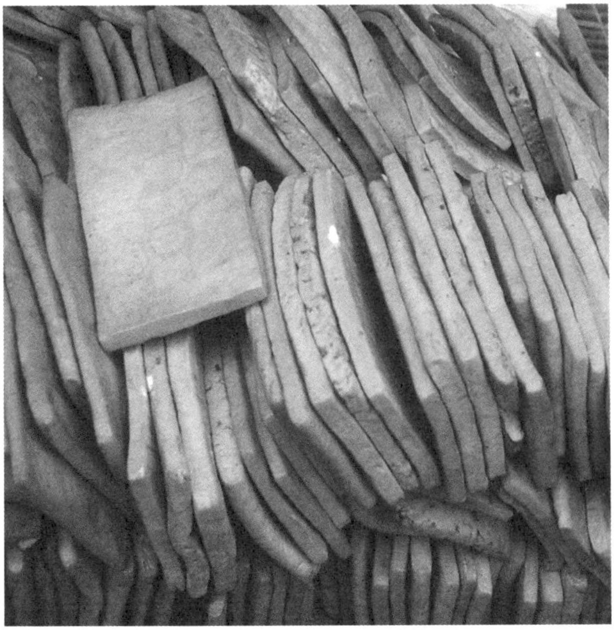

豆乾的品種豐富，有孜然豆乾、香辣豆乾、五香豆乾、煙燻豆乾……應有盡有，在給你味覺享受的同時，撫慰你疲勞的視神經。

食品等。

⑤痛風患者不宜食用豆製品，否則容易誘發「急性痛風」。

⑥腎炎、腎功能衰竭和腎臟透析患者不宜食用豆製品。

⑦傷寒病人在急性期和恢復期，為預防出現腹脹，不宜飲用豆漿，以免產氣。

自製小竅門

滷豆乾

原料：豆乾500克，醬油50克，花生油65克，蔥、薑、八角、白砂糖、香油、精鹽適量。

做法：①將豆乾洗淨，切成邊長2公分的菱形塊，蔥切段，薑塊拍鬆待用。

②熱鍋後，倒入花生油，將豆乾逐塊投入鍋內，炸至金黃色撈出，瀝乾油。

③取淨鍋上火，加清水250克，加入精鹽、醬油、白糖、八角、蔥段、薑塊調成滷汁，然後放入炸好的豆乾同煮，大火燒沸後，改小火滷約15分鐘，至滷汁略有稠濃時淋上香油，出鍋裝盤即成滷豆乾。

這樣做出的滷豆乾色澤金黃，質地柔嫩，等冷卻後當作零食吃，風味更佳。

二、最佳護眼零食：菊花茶

專家解讀

用乾菊花適量，開水沖泡服用，有清心除煩、清肝明目，泄火解毒、降壓作用，可以防治頭暈、眼花、近視、夜盲、目赤腫痛、高血壓等病症。

這樣飲用才健康

①可以用來入藥的菊花一般有三種：黃菊花、白菊花和野菊花。白菊花的功能偏重於平肝養目，因此對緩解眼部疲勞有很好的療效，而黃菊則偏重於散風解熱。

②在挑選菊花的時候，花朵白皙且大朵的菊花雖然討人喜歡，但要記住，又小又醜且顏色泛黃的菊花反而是上選。

③泡飲菊花茶最好選擇一個乾淨透明的玻璃杯，每次放上四、五粒，再用沸水沖泡，2～3分鐘後即可飲用。每次飲用的時候，不要一次飲完，宜留

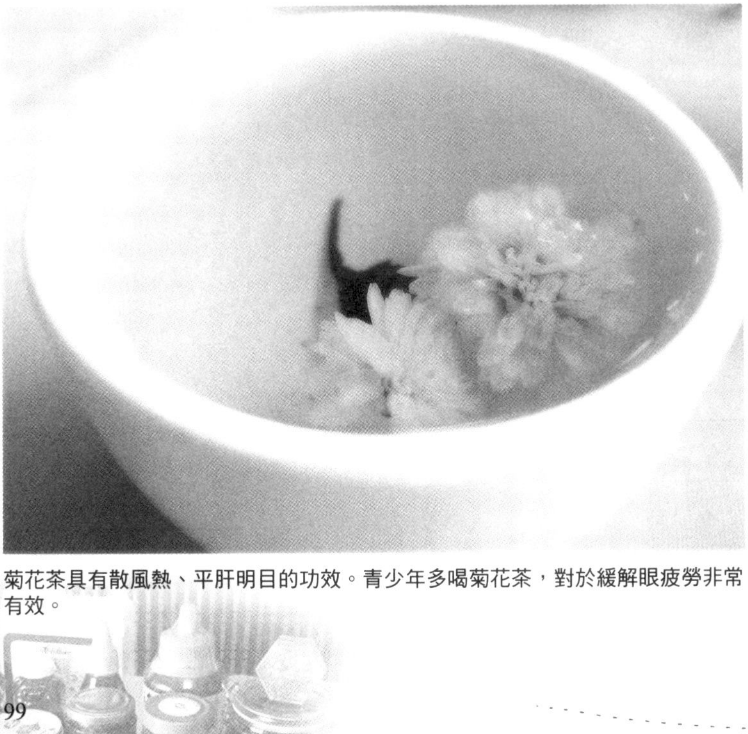

菊花茶具有散風熱、平肝明目的功效。青少年多喝菊花茶，對於緩解眼疲勞非常有效。

下三分之一杯的茶水，再加上新茶水，泡上片刻再飲。

自製小竅門

菊花粥

原料：鮮菊花30克，糯米150克，決明子15克。

做法：將鍋燒紅後，加入決明子稍炒，然後加水500毫升，煮沸30分鐘後去渣，再加水和糯米一起煮粥，待熟時加入菊花再煮開，加油鹽或冰糖調味食用。

功效：菊花粥有養肝血、悅顏色、清風眩、除熱、解渴、明目的作用。

菊花豬肝湯

原料：豬肝100克，鮮菊花12朵，油、鹽、酒適量。

做法：鮮菊花洗淨，取花瓣備用。豬肝洗淨，切薄片，用油、酒醃10分鐘備用。先將菊花放入清水鍋內煮片刻，再放豬肝，煮20分鐘調味即成。

功效：菊花豬肝湯有滋養肝血、養顏明目功效。

三、最佳護眼零食：藍莓

專家解讀

藍莓中含有豐富的花青素，花青素是一種極強的抗氧化劑，對維護視網膜的神經細胞有著十分重要的作用，它可增加眼部血液循環，補充視網膜的視紫質，增強視力，可防止眼睛近視和散光的出現。所以，藍莓是緩解眼睛疲勞的最佳水果，尤其適合常常閱讀及使用電腦的青少年。

藍莓和藍莓產品正被人稱為「抗氧化第一衛士」。據專家研究發現，經常食用藍莓製品，可明顯地增強視力，消除眼睛疲勞、營養皮膚、延緩腦神經衰老、增強心臟功能、預防老年癡呆，並且對由糖尿病引起的毛細血管病有治療作用。

這樣吃最健康

藍莓富含VC及「花青素」等營養成分，生吃最有營養。

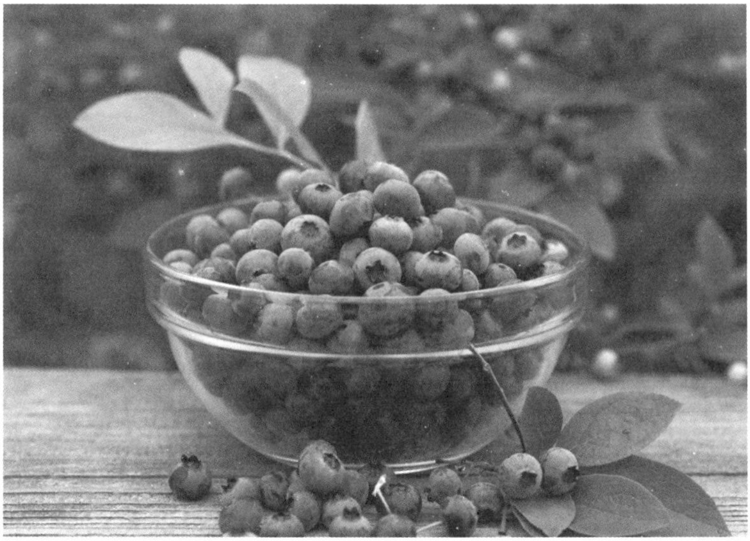

國際糧農組織將藍莓列為人類五大健康食品之一，被譽為「黃金漿果」。美國最有影響的健康雜誌《prevention》稱其為「神奇果」。美國時代雜誌評選它為「十大最佳營養食品之一」。

自製小竅門

藍莓優酪乳

材料：藍莓200克、桃子2個、優酪乳1盒、霜淇淋2調羹。

做法：①將優酪乳鋪在盤子底部。

②桃子切成小塊。

③將桃子和藍莓放在優酪乳上面。

③將霜淇淋放在頂部即可。

緩解眼部疲勞除了以上零食外，富含維生素C蔬菜、水果都可選擇，如胡蘿蔔、菠菜、蕃茄、小黃瓜、南瓜等，都可打成汁做為零食飲用，對補充眼睛營養、緩解眼部疲勞都有一定的好處。枸杞子具有補肝、益腎、明目的作用，泡茶或是像葡萄乾一樣當零食吃，對電腦族的眼睛酸澀、疲勞、視力減退等問題都有很大的幫助。另外，豬肝、魚肝油等含有豐富的維生素A，因此有補肝明目的作用。平時多吃些牛肉、羊肉、核桃、花生、芝麻、瓜子仁等，對青少年由於用眼過度造成的視覺不清、近視、眼肌、睫狀肌的疲勞，具有很好的保健功效。

健康鏈結

防止眼部疲勞除了飲食外，日常保健也很重要。

一、定時休息。每看書或使用電腦2小時要休息10～15分鐘，休息的時候可遠眺窗外景觀，或轉動目光、做眼保健操等。

二、多眨眼，注重滋潤眼睛。一般而言，每天特意眨眼300次比較合適，可促進淚液分泌，緩解眼疲勞。用電腦時，最好保持15°～20°的下視角，這樣有助於減少目光暴露的面積，以減少目光表面水分蒸發。另外，經常以熱水、熱毛巾或蒸氣等燻浴雙眼，可以促進眼部的血液循環，減緩眼睛的疲勞感。

三、經常鍛鍊身體。球類活動對緩解眼疲勞最為有益，如乒乓球、羽毛球、足球、高爾夫球等。

四、充足睡眠。充足的睡眠是消除眼疲勞的最佳方法，不過俯臥和側睡往往會讓眼尾出現皺紋，或出現眼腫現象，因此，睡姿應盡量仰臥而睡。另外，睡前不能喝過多的水，否則會引起眼睛浮腫。

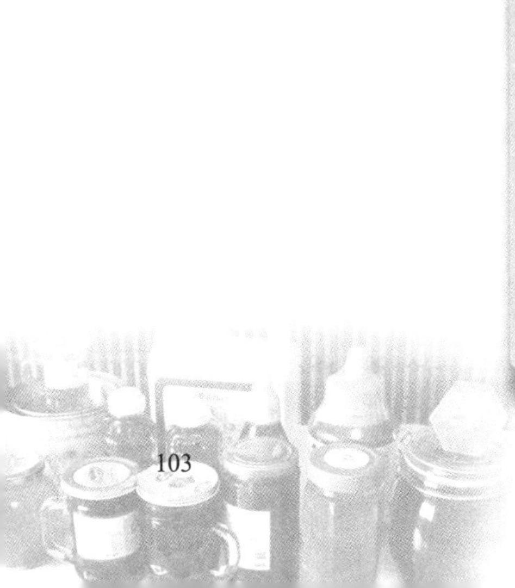

4 這些零食讓你睡得快又香

大腦消除疲勞的主要方式是睡眠，高品質的睡眠是人類所必需的，也是健康的標誌。英國大劇作家莎士比亞將睡眠譽為「生命筵席上的滋補品」；美國醫學教授威廉．德門特說：「睡眠是抵禦疾病的第一道防線」；而世界衛生組織更將「睡得香」定為衡量人體健康的標準之一。

但是青少年時期往往要面對繁忙的學習任務或激烈的工作壓力，導致他們漸漸失去了自我的空間，甚至已經威脅到他們的睡眠品質。一旦晚上睡不好，常常會影響第二天的學習和工作效率，如果長期睡眠不足還會帶來許多身心的傷害，如思考能力會下降、警覺力與判斷力會削弱、免疫功能會失調、內分泌會失去平衡等。

因此，我們不妨發掘下生活中有助睡眠的零食，為你擁有一個好睡眠的同時，也為生活增添一份情趣和色彩。

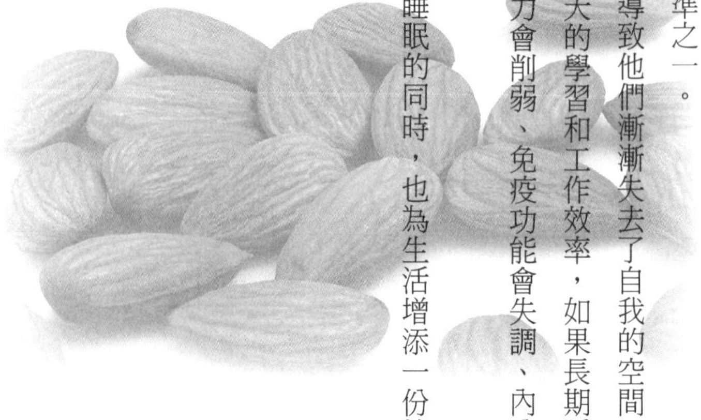

一、最佳助眠零食：茯苓餅

專家解讀

茯苓，《神農本草經》中把它列為上品：「久服，安魂養神，不饑延年。」茯苓性味甘淡，具有利水滲濕，健脾胃、寧心安神的作用，對於水腫尿少、脾虛食少、心神不安、失眠多夢等症都有較好的療效。

這樣吃才健康

①《本草綱目》：「陰虛者不宜用也。」

②《本草正》：「茯苓，補少利多，故多服最能損目，久弱極不相宜。」

③《得配本草》：「氣虛下陷，水涸口乾俱禁用。」

④《本草經疏》：「病人腎虛，小水自利或不禁或虛寒精清滑，皆不得服。」

⑤《藥性論》：「忌米醋。」

自製小竅門

茯苓餅

原料：糯米粉200克，茯苓200克，白砂糖100克。

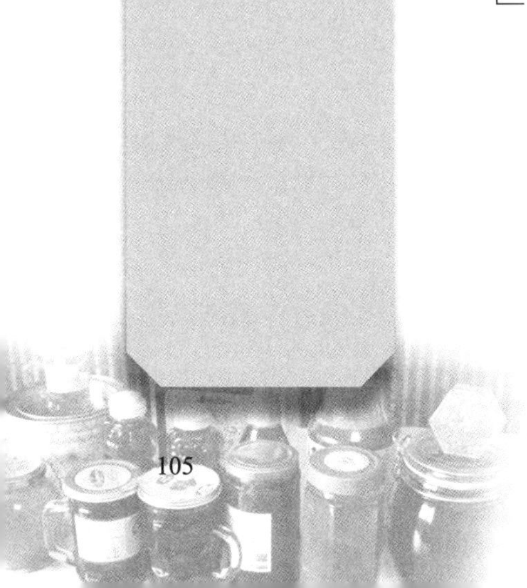

做法：將茯苓磨成細粉，加糯米粉、白糖、水適量，調成糊，以微火在平鍋裡攤烙成薄餅即成茯苓餅。

功效：茯苓餅具有健脾補中，寧心安神的功效。適合氣虛體弱所致的心悸、氣短、神衰、失眠以及浮腫、大便溏軟等食用。

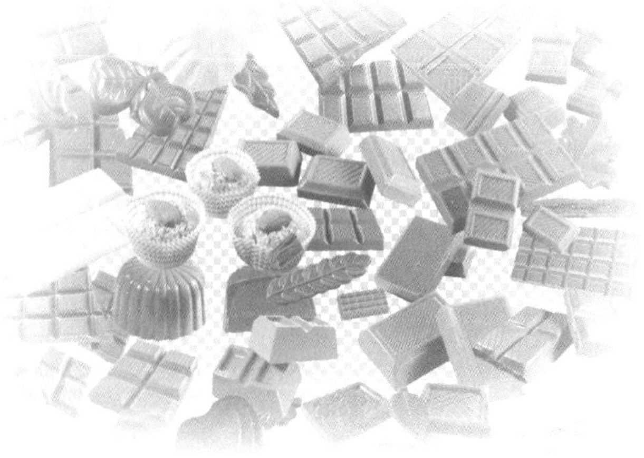

二、最佳助眠零食：葵花籽

專家解讀

嗑葵花籽不僅能放鬆心情，有助於臉部肌肉運動，具有美容功效，更重要的是，晚飯後嗑一小把，葵花籽中含有的多種氨基酸和維生素，可調節新陳代謝，改善腦細胞抑制機能，鎮靜安神的同時，還可以促進消化液分泌，有利於消食化滯，幫助睡眠。

另外，葵花籽富含不飽和脂肪酸，可降低膽固醇，有助於防治動脈硬化、高血壓、冠心病。葵花籽中豐富的鐵、鋅、錳等元素，使其具有預防貧血的作用。葵花子還富含維生素B_1、維生素E，可安定情緒，防止細胞衰老，預防成人疾病，增強記憶力，對癌症、高血壓和神經衰弱有一定的預防功效。

這樣吃才健康

①葵花籽一次不要嗑太多，因為一般情況下，人們大都喜歡直接用牙來嗑瓜子，這樣不僅容易造成舌頭、口角糜爛，而且在吐殼時還附帶著將口內的津液吐掉，人口裡的津液減少後，就會出現口乾舌燥，進而導致味覺遲鈍、食慾減少，甚至有引起胃痙攣的危險。所以，每天嗑瓜子以80克左右為好，並且盡量在吃的時候用手剝殼。

②葵花籽會損傷肝臟，引起肝硬化，因此患有肝炎的病人最好不要嗑葵花籽；糖尿病人也不宜過多食用，每天最好不要不超過150克。

③瓜子應開包即食，因為瓜子中的油脂容易氧化變質，所以打開包裝後應儘快食用。一次吃不完瓜子

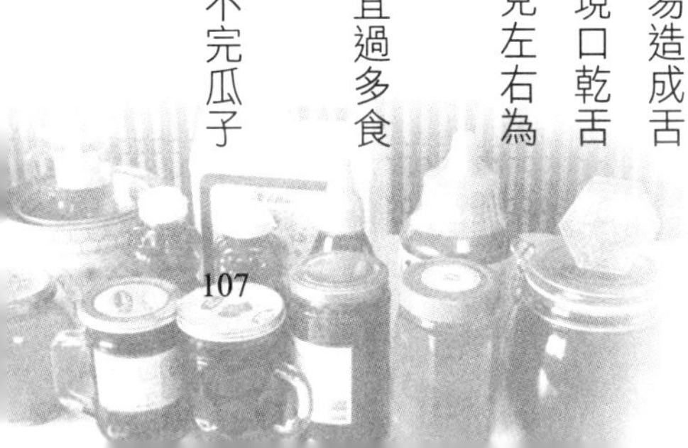

最好將開口密封，放在陰涼乾燥的地方保存。

選購小竅門

首先，路邊小販售賣的散裝瓜子很難保證製造日期和衛生狀況，所以，瓜子盡量去信譽良好的商場購買正規企業的產品。

其次，在購買的時候應注意產品的標籤，認真查看上面標明成分表、製造商名稱及產品標準號、製造日期、保存期限等。

最後，品嚐一下，有口感不鬆脆、刺鼻的酸敗味等異味，瓜子殼有雜質、烤焦、發芽、黴變、生蟲現象的瓜子不宜購買。

三、最佳助眠零食：葡萄

專家解讀

對於睡眠品質不好的人來說，在上床之前適當吃些葡萄，有助於睡眠。因為葡萄具有安定神經的作用，葡萄汁中含有的褪黑素有助於大腦調節人體生理時鐘，促進睡眠，吃葡萄甚至可輔助於治療神經衰弱。如果失眠現象比較嚴重，則可以在晚上睡覺之前喝一小杯葡萄酒，因為葡萄酒中含有抗氧化劑和酒精，其中的褪黑素數量更高，更有助於睡眠。

這樣吃才健康

①吃葡萄的時候，最好不要把皮和籽吐掉，因為葡萄的皮和籽中含有多種多酚類物質，對於清除體內多餘的自由基，對抗氧化、防衰老具有積極的作用，而且葡萄皮中還含有高效抗癌物質，對於抑制癌細胞的生長及降低心血管疾病

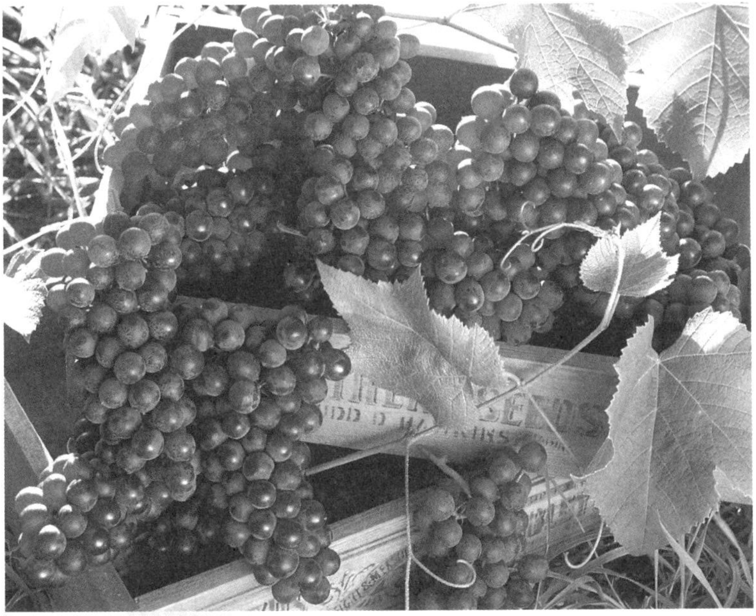

葡萄是世界上最古老的植物之一，不僅味美可口而且具有極高的營養價值。

的發生率也都有很好的效果。所以，吃葡萄的時候最好把皮和籽一起吃下為好。

②剛吃完葡萄不宜立即喝牛奶，因為葡萄裡的維生素C會與牛奶裡的元素產生不良反應，對胃造成損傷，嚴重者出現嘔吐、腹瀉的現象。所以，吃完葡萄30分鐘後再喝牛奶為好。

③吃完葡萄後不要立即喝水，因為葡萄本來就有通便潤腸的作用，吃完葡萄立即喝水，葡萄與水以及胃裡的胃酸急劇氧化、發酵，加速了腸道的蠕動，容易引起腹瀉。

④對於愛美的美眉而言，新鮮的葡萄中還含有大量有助於減肥的維生素，因此，女性每天食用十來顆含有大量維生素的新鮮葡萄，就能有良好的減肥效果。

選購小竅門

①新鮮的葡萄枝梗新鮮牢固，顆粒飽滿，大小均勻整齊，葡萄外觀上有一層白霜，青籽和癟籽較少，這樣的葡萄品質為最佳。

②需要品嚐判斷口味的優劣時，可試吃一串葡萄中最下面的一顆來判斷，因為葡萄在生長過程中，由於最下面的一顆往往因為光照程度最差而導致成熟度不佳，所以在一般情況下，如果連最下面那顆葡萄都是甜的，就說明整串葡萄都很甜，可以放心購買了。

四、最佳助眠零食：蜂蜜

專家解讀

蜂蜜是一種天然食品，味道甜蜜，營養豐富，其中所含的單醣，不需要經消化就可以被人體吸收。對婦、幼，特別是老人，更具有良好的保健作用，因而被稱為「老人的牛奶」。對晚上睡眠品質不好的人來說，蜂蜜是很好的催眠食物，如果能在睡覺前飲用一杯蜂蜜水再睡覺，就可以很快進入夢鄉。因此，要想睡得快又香的話，不妨睡前來杯蜂蜜水。

這樣吃才健康

①蜂蜜不能和大蔥同時食用，蜂蜜中含有大量的有機酸、酶類，這些東西和大蔥中所含有的硫氨基酸等混合，容易產生生化反應，合成新的有毒物質，對腸胃有害，容易導致腹瀉；此外，蜂蜜也不要和茶水同食，蜂蜜和茶水混合容易生成沉澱物，有害身體健康。

②食用蜂蜜時，一定要用溫開水沖服，盡量不要用剛剛燒開

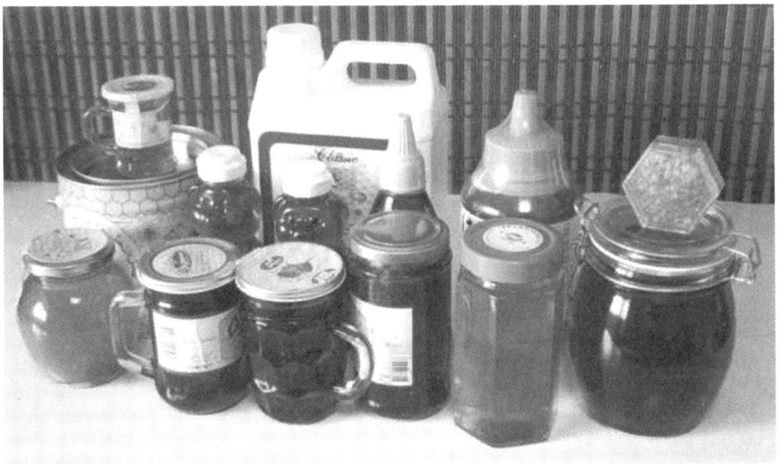

蜂蜜是一種營養豐富的天然滋養食品，也是最常用的滋補品之一。以稠如凝脂、味甜純正、清潔無雜質、不發酵者為佳。

的沸水，更不能放在火爐上直接煎煮，這樣將導致蜂蜜中的營養成分流失。

③蜂蜜不能盛放在金屬器皿中，因為這樣容易增加蜂蜜中重金屬的含量，因此，蜂蜜最好放於玻璃製品中保存。

④由於蜂蜜含果糖量高，糖尿病人食用要適量。

選購小竅門

①看色澤：通常情況下，蜂蜜色澤清晰明亮的品質為好，顏色較深較顏色淺的為好。

②看沉積：瓶中沒有沉積的為佳品，有沉積的則為次品。

③看濃度：將瓶子傾側一下，若蜂蜜略為濃稠且不能搖盪的是上品；也可拿雙筷子來挑蜂蜜看挑起的絲拉斷後能否縮成珠狀，若為珠狀則是濃度合乎標準的好蜂蜜。

有助睡眠的零食還有很多，如在睡前可食用幾片全麥麵包，因為全麥麵包中含有豐富的維生素B，可達到消除煩躁情緒、維持神經系統健康、促進睡眠的作用。堅果中礦物質含量十分豐富，比如對睡眠有益的鈣和鎂，具有改善和提高睡眠品質的作用，所以可經常吃點核桃、松子等來改進神經衰弱、多夢、失眠等症狀；龍眼是很好的安神類食物，具有養血安神和鎮靜神經的作用，對因心脾虛損、氣血不足所導致的失眠、健忘、眩暈等症有較好的療效；蓮子具有鎮靜作用，可促進胰島素的分泌，催人入眠；臨睡前喝一杯熱牛奶、蜂蜜水、醋水，也都有催人入睡的效果；水果中還有大棗、香蕉，都具有很好的催眠作用。

健康鏈結

要想睡眠好，有些食物容易引起失眠，睡前應避免食用。

一、經常喝一些含咖啡因食物，如咖啡、茶葉、可樂、巧克力中的咖啡因，會刺激神經系統，進而導致失眠的產生。

二、晚餐吃辛辣食物如大蒜、辣椒、洋蔥等，這些食物會造成胃的灼燒感和消化不良，進而影響睡眠。

三、晚餐如果吃了過於油膩的食物後會加重腸、胃、肝、膽和胰的工作負擔，刺激人的神經中樞，進而引起失眠。

四、晚餐時候如果吃一些豆類、大白菜、玉米等在消化過程中會產生較多的氣體的食物，就會讓人出現腹脹感，妨礙正常睡眠。

五、睡前飲酒看起來雖然可能會幫助你很快進入夢鄉，但實際上，它卻只能讓你一直停留在淺睡期，很難進入深睡期，導致睡眠品質並不高。所以，這就是為什麼飲酒的人醒來後會有疲乏的感覺。

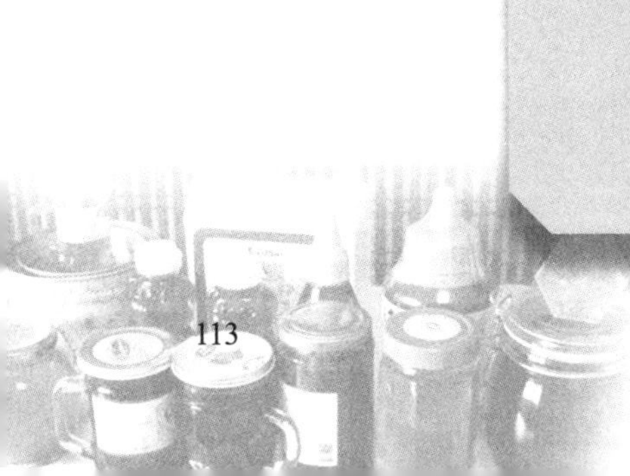

5 女性特殊生理期，零食悉心來呵護

每個女孩進入青春期，就要開始接受「大姨媽」每月一次的造訪。「大姨媽」即月經，是女孩子生理發育到達特定階段後，年輕的子宮內膜在卵巢分泌的性激素的直接作用下，週期性地出現剝脫出血現象的過程。女性初潮以後，月經將做為一個月光顧一次的「體己」朋友，伴隨女性走過大約30幾年的歷程。這30幾年裡，80%左右的女性要承受經期不適的折磨：情緒低落、腹痛、胸悶、煩躁、長痘痘……每個月「大姨媽」造訪都有這麼幾天，各種討厭的症狀群起而攻，讓女性朋友們不勝其煩。

其實，經期不適大多與飲食有關，如果女性朋友們能注意下飲食，將大大減輕經期的不適，女性朋友不妨從以下零食裡找到可以呵護你經期不適的佳品。

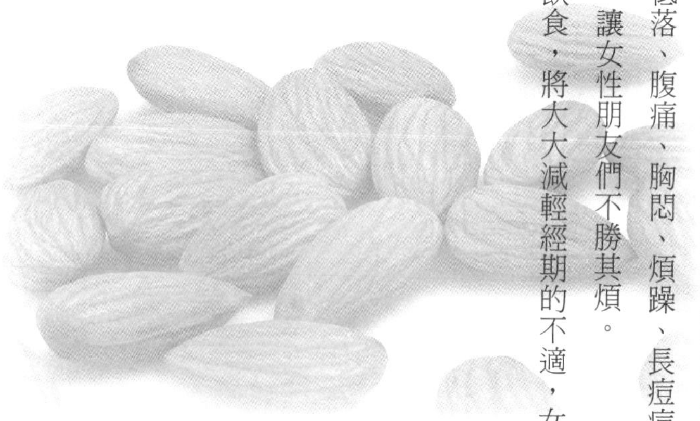

一、最佳貼心零食：紅糖

專家解讀

醫學上認為，紅糖性味溫潤，具有助脾化食、益氣、補血化瘀、散寒止痛的功效。所以，女性朋友們在「大姨媽」來訪的時候，不妨喝些熱熱的紅糖水。紅糖對女性因為受寒、瘀血而引起的行經不利、痛經、月經暗紅以及腹部出現冷痛等症狀，都有很好的治療和緩解作用。因此，對於那些受寒腹痛、月經來時還容易感冒的女性，最適合紅糖薑湯來祛寒。

另外，紅糖還有很好的美容功效，經常喝紅糖可以幫助女性預防黑色素生成、持續美白，保持皮膚光滑細膩，還能促進日曬皮膚的新陳代謝。

這樣吃才健康

① 紅糖雖好，但不宜過量食用，《本草綱目》中記載：「沙塘性溫，殊於庶漿，故不宜多食……」此處的「沙塘」即指紅糖。另外，紅糖中多餘的糖分易轉化為脂肪，導致肥胖。

② 陰虛內熱者、消化不良者和糖尿病患者，都不宜食用紅糖。

③ 紅糖最好使用玻璃器皿盛裝，密封後置於陰涼處儲存。日常保存中，紅糖如很容易結成硬塊，可將幾塊蘋果片覆蓋在紅糖的上面，蓋好蓋子，兩三天後硬糖塊就可自動鬆開。也可在紅糖上蓋上兩、三層擰過的濕布，硬糖塊重新吸收水分就可慢慢散開。

④ 紅糖還有「溫而補之，溫而通之，溫而散之」的特點，所以，對於中氣不足、食慾不振、營養不良

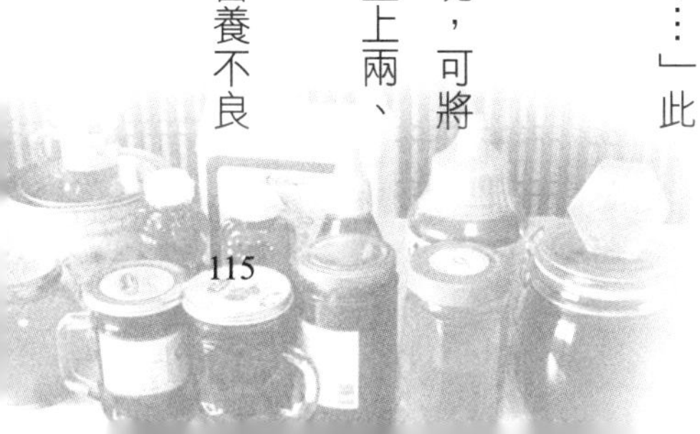

等問題的孩童，體質羸弱的老年人以及大病初癒的人，適當食用些紅糖都能有極佳的療虛進補作用，尤其是老年人，適量吃些紅糖更是有散瘀活血、利腸通便、緩肝明目的作用。

紅糖妙用

①紅糖加生薑用開水沖泡，製成生薑紅糖茶代茶飲用，能有效緩解寒淤血淤型女性的痛經痛苦。

②紅糖水加入白木耳、枸杞、紅棗或是紅豆一起煮，經期飲用有助於子宮廢物排出，能緩解腹脹、腰緊症狀。

③紅糖加桂圓、薑汁共煮，有補中補血效果。

④紅糖加番薯、薑汁一同煮，不僅具有養生功效更是一道別具風味的點心。

二、最佳貼心零食：熱可可

專家解讀

經期不適，心情也變得很糟糕，情緒低落，不願動，思維能力也下降了不少。這時，來一杯熱騰騰的可可吧，熱可可中含有色氨酸，它是一種天然鎮靜劑，可以幫你平靜情緒、放鬆身心，還可以減輕腹部疼痛、脹氣，特別是熱騰騰的可可，還可以幫助血管擴張有助於經血排出。

這樣飲用才健康

選擇可可飲品的時候一定要認準「純可可」字樣，才能盡情享受可可的美味，否則買成其他的可可飲品，長期喝下來會成為超級大胖子，因為如果沒有「純可可」字樣，說明這些可可飲品中加入了大量奶精或糖，長期飲用自然會發胖。

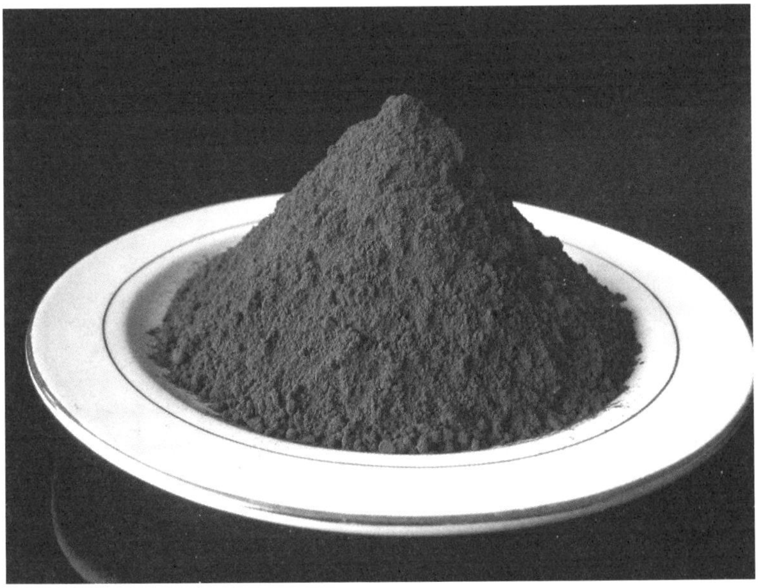

由於可可粉在運動場上成為最重要的能量補充劑，發揮了巨大的作用，人們便把可可樹譽為「神糧樹」，把可可飲料譽為「神仙飲料」。

自製小竅門

可可豆漿飲

原料：可可粉1勺，無糖豆漿1杯。

做法：將可可粉加入無糖豆漿中，攪拌即可飲用。早晚各一次，連續食用3～4週效果明顯。

功效：可可豆漿飲味道清幽獨特，具有清熱解毒，加速脂肪燃燒的功效，有助於減肥美體。

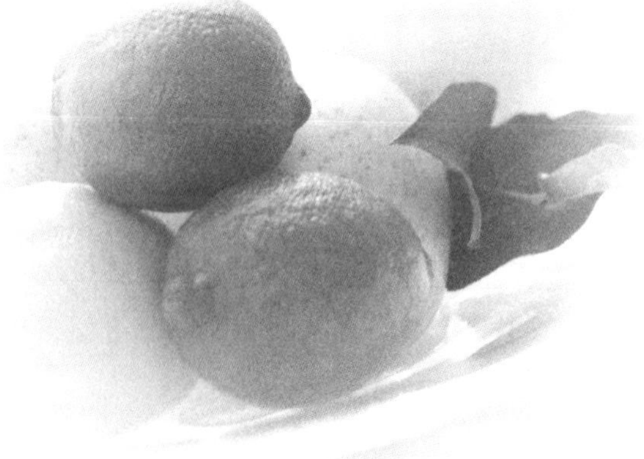

三、最佳貼心零食：玫瑰花茶

專家解讀

玫瑰花茶最適合女人來飲，更適合經期時候飲。因為玫瑰花中含有豐富的維生素A、B、C、E、K，主要成分有揮發油、苦味質、鞣質、有機酸等，女人飲用既能疏肝理氣而解鬱，又能和血散瘀而調經，有柔肝醒脾、行氣活血的作用，主要適合於肝胃不和所致的脅痛脘悶、胃脘脹痛及月經不調，或經前乳房脹痛者，另外，玫瑰花對治療面部黃褐斑也有一定作用。

所以，一杯玫瑰花茶不僅僅是視覺上的享受，更是緩和情緒、紓解抑鬱，體貼自己的心靈之飲。

這樣飲用才健康

①花茶本身要選擇香味濃郁、色澤鮮純、花葉完整、果實顆粒飽滿者，茶中不含雜質，無潮濕、發

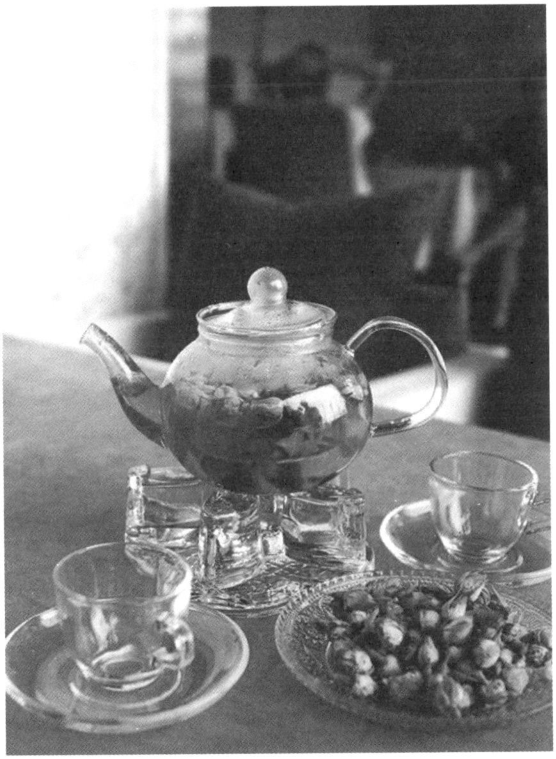

玫瑰花茶是用鮮玫瑰花和茶葉的芽尖按比例混合，利用現代高科技工藝窨製而成的高檔茶，其香氣具濃、輕之別，和而不猛。

黴、異味、蟲蛀、日曬等現象，試喝一下，清爽甘甜的必是頂級的花茶。

②泡玫瑰花的時候，可以根據個人的口味，調入冰糖或蜂蜜，以減少玫瑰花的澀味，加強功效。

③取花蕾3～5朵，沸水沖泡，燜5分鐘後飄散出淡雅的清香，即可飲用。邊喝邊沖，直至色淡無味，即可更換茶。加蜂蜜或冰糖味道更佳。

④喝熱茶必需將茶杯先行溫熱，以防止溫度迅速下降，這樣才能使茶香充分的飄散出來。此外，因玫瑰花有收斂作用，便祕者不宜飲用。

⑤臉色不好或臉上長斑、月經失調、痛經等症狀，都和氣血運行失常，淤滯於子宮或面部有關。一旦氣血運行正常了，自然就會面色紅潤、身體健康。要想達到這種效果，具體做法是：每天堅持取玫瑰花15克泡水喝，氣虛者可加入大棗3～5枚，或西洋參9克；腎虛者可加入枸杞子15克。

自製小竅門

玫瑰保健茶

原料：乾玫瑰花苞20朵、水250毫升、紅茶1包、蜂蜜或糖適量。

做法：①將鍋中放入250毫升水煮開，接著放入乾玫瑰花苞，改以小火煮2分鐘後熄火。

②再將紅茶包放入鍋中浸泡40秒，立即取出。

③將茶汁過濾到杯中，加入適量的蜂蜜拌勻即可。

功效：美容養顏，通經活絡，調和肝脾，理氣和胃。

四、最佳貼心零食：榴槤

專家解讀

榴槤性熱，具有活血散寒，緩解痛經的作用，所以特別適合備受痛經困擾的女性食用。另外，榴槤還有改善腹部寒涼的功效，食用後可促進體溫上升，緩解腹部冷痛，因此也是寒性體質者的理想補品。榴槤中富含的膳食纖維還能促進腸蠕動，加速排便，但是如果過多食用反而會阻塞腸道，引起便祕。

這樣吃才健康

①食用榴槤應適量，如果一次食用過多，容易導致身體燥熱，還會因腸胃無法完全吸收而出現身體「上火」。所以，在吃榴槤的同時，可結合著淡鹽水，或水分較多的如梨、西瓜等水果來同食，進而很好地消除燥熱。

②有「水果皇后」之稱的山竹，對於食用榴槤太多而導致的身體「上火」最有滅火的作用，山竹夠降伏「水果之王」榴槤的火氣，保護身體不受損害，有人也稱山竹與

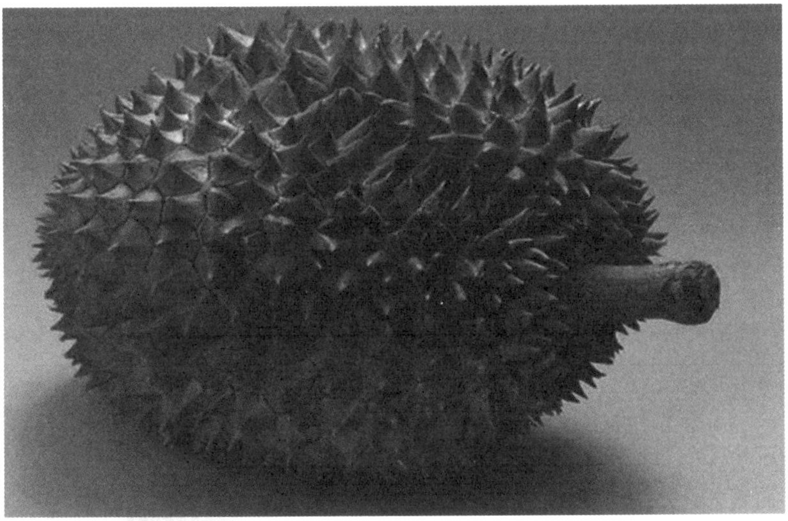

榴槤果肉含有多種維生素，營養豐富，香味獨特，具有「水果之王」的美稱。

榴槤是夫妻果。

③榴槤性質熱而滯，所以口乾面紅、虛火旺的人不宜食用；正在感冒的人、癌症患者和患皮膚病的人也最好不要吃榴槤。因為榴槤中含有較高的糖分，所以糖尿病人和高血壓病人也不宜食用。

選購小竅門

①購買時要聞聞榴槤的氣味，不成熟的聞起來會有一股青草味，而成熟的會散發出榴槤固有的香氣，如果榴槤聞起來有一股酒精味，說明已經熟過了頭或者壞了，就不要購買了。

②如果買到未成熟的榴槤，可回家催熟，最簡單的方法就是用報紙包住，將報紙點燃，待報紙燃完後，再另用報紙包好，放在溫暖處，過一兩天後就能聞到一股榴槤香熟的味道，這時說明榴槤已經熟了。

除此之外，經期最好選擇一些富含碳水化合物的食物，比如全麥食品中的碳水化合物可幫助人們改善緊張、焦慮、憂鬱等不良情緒，有助於緩解經期的不適。很多女孩把巧克力當成止痛丹，雖然巧克力可以緩解經痛，但如果過多食用反而會適得其反。經期可適當吃些水果，如香蕉具有像巧克力一樣有讓人心情愉快的作用，它含有維生素B_6，能夠幫助安定情緒，並能減輕腹部疼痛，卻不會有巧克力那樣的副作用，因此女性痛經時不妨多吃一些。此外，經期還可以吃些花生、核桃、大棗、桂圓等堅果類食品。每晚睡前喝一杯加一勺蜂蜜的熱牛奶，也可以緩解甚至消除痛經之苦。

健康鏈結

會加重女性經期不適的食物有以下幾種，在經期時最好忌食。

一、不宜飲用綠茶、含咖啡因類飲料，否則會導致乳房脹痛，引起焦慮、易怒等不良情緒，同時會加速消耗體內儲存的維生素B，破壞碳水化合物的新陳代謝，進而加重經期的不適。

二、不宜飲酒，酒精會消耗人體內儲存的維生素B和礦物質，影響碳水化合物在體內的正常新陳代謝，產生過多的動情激素，刺激血管擴張，導致月經提前和經量過多等現象。

三、不宜喝牛奶，乳酪類食物更容易導致痛經，如牛奶、起司、奶油、酵母乳等這些食物會破壞人體對鎂的吸收，進而加重痛經。

四、花椒、丁香、胡椒等刺激性強的辛辣食物不宜食用，這些食物會刺激血管擴張，引起月經提前和經量過多。

五、寒涼之物不宜食用，海產如螃蟹、田螺，蔬果如梨、柿子、西瓜、竹筍等，同樣，冷飲更不宜食用。

六、不宜食過鹹食物，女子經期來臨前不要吃過鹹的食物，否則會導致鹽分和水分在體內的儲量增多，進而造成在經期會發生頭痛、激動、易怒等現象。

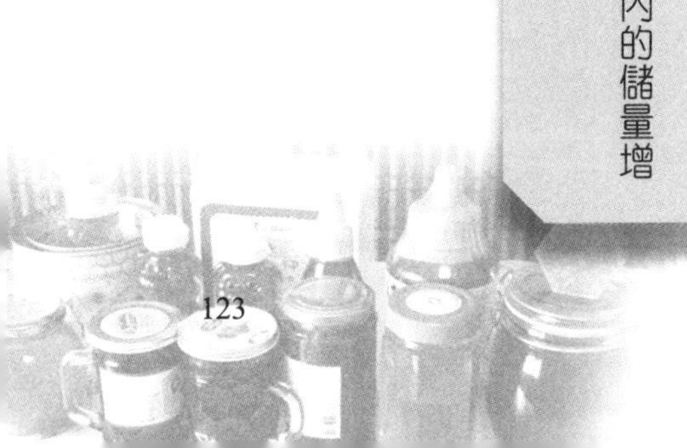

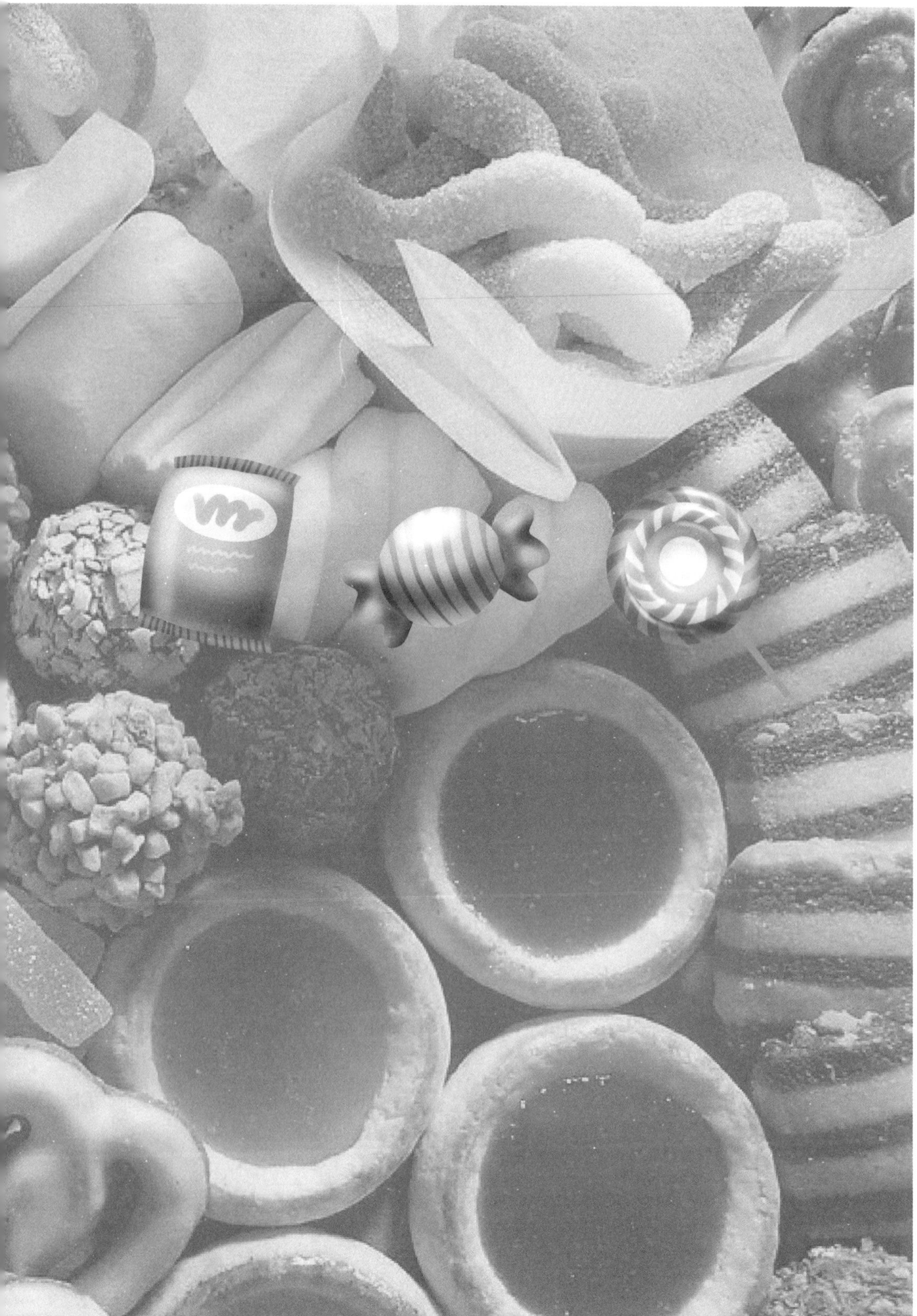

Part4

上班一族——你的辛勞零食能懂

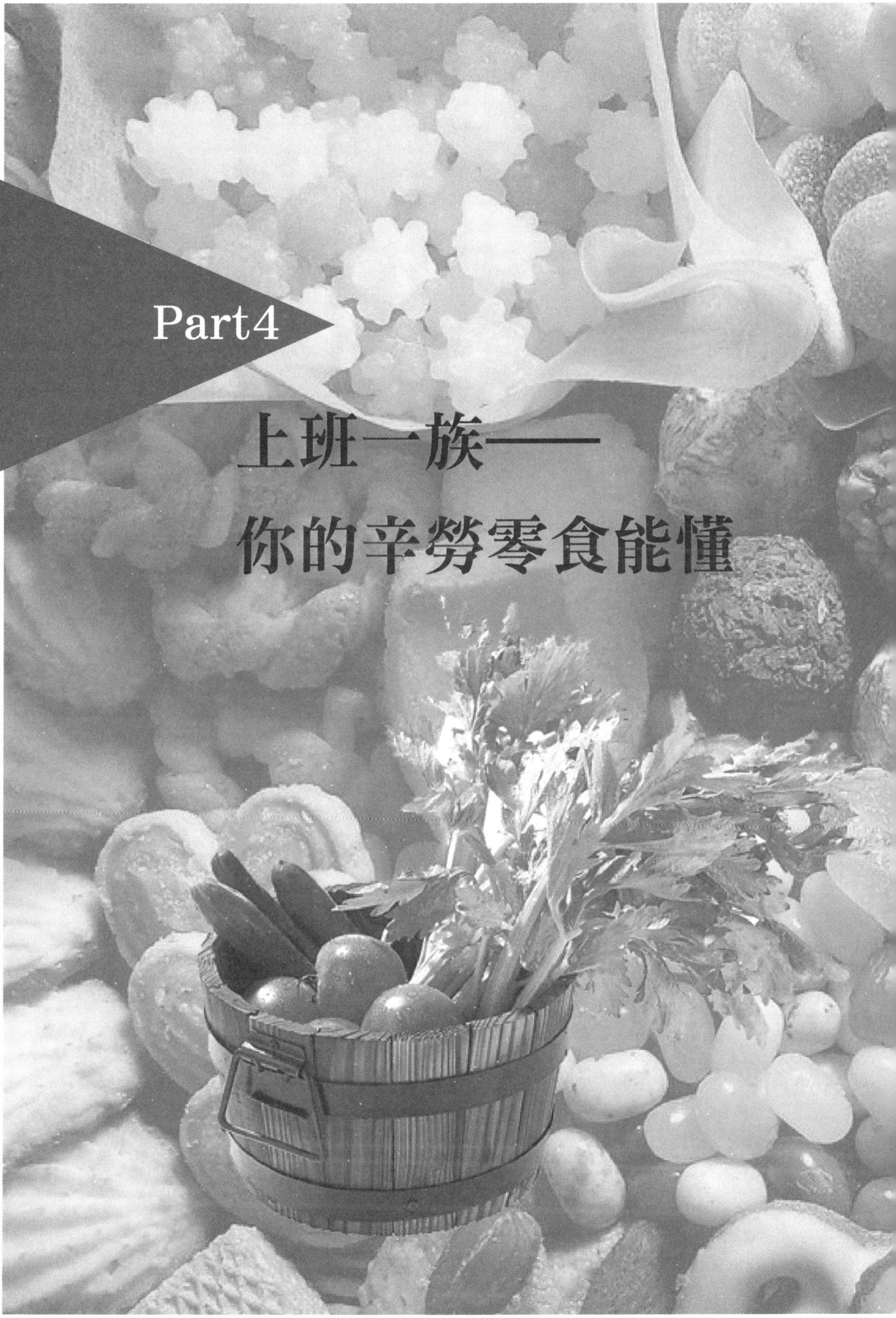

1 不吃早餐者的零食補救法

「睡覺睡到自然醒」是每個人的夢想，但是那又怎麼可能，上班遲到一分鐘都會有麻煩。但舒適的被窩和睡夢中的溫馨時刻實在是太讓人留戀，再多睡一會兒就好。可是等再睜開眼，天哪，要遲到了！匆忙起床，洗漱。早餐？比起被老闆炒魷魚來說，早餐算什麼呀！殊不知，如此長期下去，身體就要抗議了，因為不吃早餐給它帶來了諸多害處。

長期不吃早餐的人很容易感到疲勞、倦怠，甚至出現情緒暴躁、易怒，反應遲鈍等現象，進而影響工作效率。更嚴重的後果是，長期不吃早餐，會引起的營養不良，機體抵抗功能下降，不僅感冒、心血管疾病等各種不同疾病會找上你，更由於不吃早餐影響了胃酸分泌、膽汁排出，消化系統功能會變弱，胃炎、膽結石等這類消化系統疾病也會紛至遝來。

對女性朋友來說，如果長期不吃早餐，只能消耗體內儲存的醣元和蛋白質，長期如此就會導致皮膚乾燥、起皺和貧血，加速衰老。另外，由於早餐不吃，餓了一上午，面對中午的食物哪還能細嚼慢嚥呢，這樣，強烈思念了一上午食物的嘴巴和肚子，終於品嚐到了美妙味道，不知不覺就會吃下太多的食物，多餘的能量在體內轉化為脂肪，導致更容易發胖。因此愛美的女性千萬不可忽視一份營養豐富的早餐，這比花錢去買一套化妝品來補救合算多了。

可是，身處現代生活中，巨大的工作壓力，快速的生活節奏，哪有充足的時間去準備一份營養豐富的早餐呢。那麼，就選擇用零食來補救我們忽視早餐的損失吧！現在，各式各樣的小零食已成為許多上班族工作間補充能量、放鬆心情的絕佳選擇。但是，哪些零食既適合做早餐，又益於健康呢？

一、最佳早餐零食：燕麥片

專家解讀

工作的間隙，肚子咕嚕咕嚕叫著，不妨悄悄走出工作間，為自己沖一杯熱熱的燕麥片。熱熱香香的麥片，一口一口喝下去，溫暖地體貼著的身心，心情也會像窗外的太陽一樣亮起來。

燕麥片由燕麥經過精細加工製成，別小看這薄薄不起眼的麥片，它不僅能幫你抵抗饑餓，還有很多你意想不到的保健作用：燕麥片可以防治糖尿病、通便導泄、防治習慣性便祕，而且含有的豐富的維生素B_1、B_2、E及葉酸等，可以幫助改善血液循環、緩解壓力，帶來愉悅心情；其中的鈣、磷、鐵、鋅、錳等礦物質也有預防骨質疏鬆、促進傷口癒合、防止貧血的功效。所以說燕麥片的好處多之又多，最令許多肥胖者欣喜的是，燕麥片屬於低熱量食品，你完全可以放心大膽地食用，並且長期食用還具有減肥的功效呢。

所以，上午的時候不妨忙中偷閒，沖泡一杯熱熱的燕麥片，不僅可以犒勞你那饑餓的肚子，還能提神減壓，為身體增加營養，這樣就能將沒有攝入的早餐營養完全補充了回來。

這樣吃才健康

①麥片的吃法可謂多種多樣，可以沖調，也可以煮食，加入綠豆來煮，就成了綠豆燕麥粥，加入海鮮呢，就成了海鮮燕麥粥，還有鱔絲燕麥粥、雞片燕麥粥、牛肉燕麥粥等等。但是上班族呢，則要選擇即食麥片，這種麥片只需要加熱水或熱牛奶沖調就可以食用，簡單又便捷。

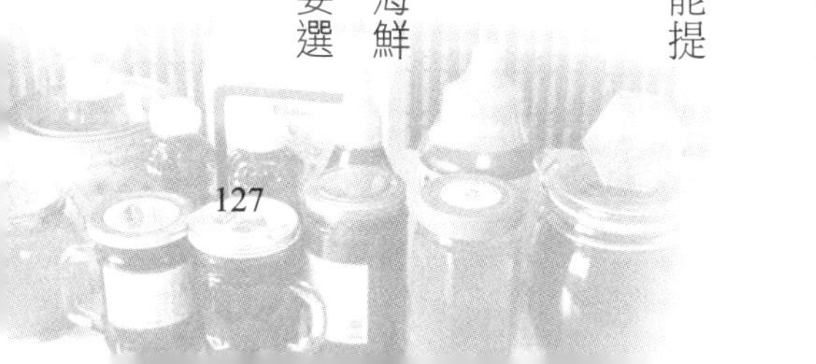

②在沖調的過程中，不妨加入葵花籽仁、葡萄乾、肉鬆、小塊杏乾，甚至半個香蕉、小塊蘋果也可以，可以按照自己的意思沖調成任何我們想要的口味，簡簡單單一分鐘就能沖調出美味營養的麥片美味粥！

選購小竅門

①市面上的麥片一般有兩大類，一部分是以小麥、大米、玉米等做原料的麥片，另一部分則是以燕麥為主要原料，前者的營養肯定要低於後者，所以，我們在選擇麥片的時候，一定要學會透過解讀原料和營養成分來挑選健康又營養的麥片。

②在購買麥片的時候，要認真研讀麥片的包裝袋才可以，觀察上面標註的營養成分表，正規的廠商對麥片的熱量、蛋白質、碳水化合物、脂肪和纖維等含量的各類指標都有標明。因此要特別注意每100克麥片中所含的各類營養成分的分量，每100克麥片中所含熱量在1400千焦左右，碳水化合物含量在65%~70%之間，蛋白質含量在10%之間，可溶性膳食纖維在6克上下的麥片品質為佳。這樣的燕麥片營養損失小，也更均衡，才是最棒的麥片。

二、最佳早餐零食：牛肉乾

專家解讀

上午又餓又睏的時候，是不是覺得時間變得漫長難熬？從抽屜裡拿出一片牛肉乾，可能是味道鹹香的五香牛肉乾，也可能是辣中帶點麻香的麻辣牛肉乾，也可能有你超迷戀的山楂味的牛肉乾！將有一點點韌性的牛肉乾放入嘴中，那咀嚼起來的勁道，唇齒留香的美妙味道，枯燥的工作不再是酷刑，饑餓也不知所蹤，心情變得也愉悅放鬆起來。

牛肉含有豐富的蛋白質，氨基酸組成比豬肉更接近人體需要，能提高機體抗病能力，還有補中益氣、滋養脾胃、強健筋骨、化痰息風、止渴止涎的超強功效。人們將牛肉做成牛肉乾後，不僅營養豐富、味道鮮美誘人，它韌韌的勁道還可以鍛鍊你的咀嚼能力，對牙齒健康也是大有幫助的！

這樣吃才健康

① 牛肉乾好吃，但也不可一次貪吃太多哦，因為它不容易被腸胃消化，小心讓你的腸胃消化不良。還有，太辣的牛肉

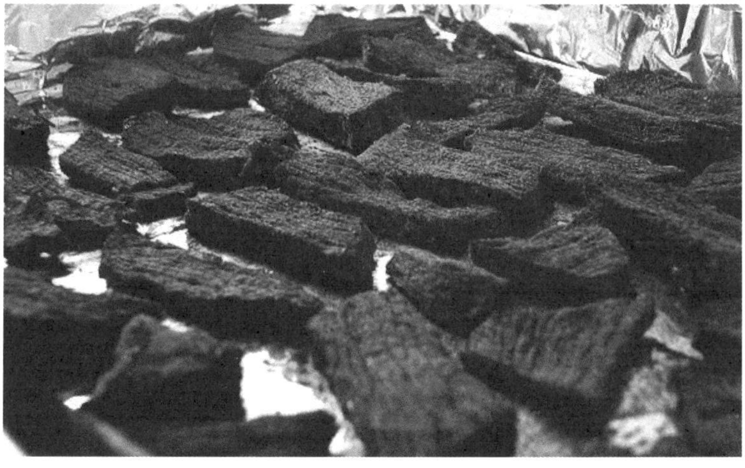

牛肉乾是用黃牛肉醃製而成的，有「肉中驕子」的美稱。它含有人體所需的多種礦物質和氨基酸，既保持了牛肉耐咀嚼的風味，又久存不變質。

乾有味覺的衝擊力，但適可而止，吃多了上火就糟糕了。

②食療作用的牛肉有補中益氣，滋養脾胃，強健筋骨，化痰息風，止渴止涎之功效，適宜於中氣下隱、氣短體虛、筋骨酸軟、貧血久病及面黃目眩之人食用。

③相關人群一般人都可食用，牛肉乾的膳食纖維較粗，不易消化，有很高的膽固醇和脂肪，老年人、兒童及消化力弱的人不宜多吃；感染性疾病、肝病、腎病的人慎食。

選購小竅門

在挑選牛肉乾的時候，最好去超市買包裝完好的袋裝食品，還要認真查看產品包裝袋上是否是正規廠商生產，是否是正規名牌產品、製造日期是否過期等等。盡量不買散裝貨，因為散裝牛肉乾在運輸和銷售過程，很容易產生污染。

三、最佳早餐零食：熱狗

專家解讀

熱狗含有豐富的蛋白質和適度的脂肪，十多種氨基酸，多種維生素和礦物質，甚至還有幾種人體自身不能合成的礦物質，各種營養成分更易被人體所吸收，營養可謂豐富獨特。並且還具有肉質細膩、鮮嫩爽口、攜帶方便、食用簡單、保存期限長的特點，此外，熱狗還有令你意想不到的作用，如養胃生津、益腎壯陽、固骨髓、健足力、促進創口癒合等。

這樣吃才健康

①上午的時候不要挑選蒜味熱狗，儘管蒜蓉獨特的味道讓你留戀往返，但蒜蓉也會讓你的嘴巴留下令同事皺眉頭的味道，所以，如果不想被人討厭的話，蒜味熱狗就留給自己晚上獨享吧。

②油炸過的熱狗口味更加香氣撲鼻，但熱狗含有微量的亞硝胺，遇熱油煎炸後，會產生致癌的物質，還有重複使用的食用油也有損健康，所以不要貪圖一時的美味而謀害自己的身體。

③如果發現腸衣有破損、脹袋或表面發黏，說明產品發生變質，千萬不要食用。

④如果吃起來，感覺味道有刺激或不爽口，說明食品添加劑過多，最好不要食用。

⑤熱狗裡含一定量的防腐劑、添加劑，不要長期大量食用，每次食用在30～50克之間最好。肝腎功能不全者不要食用，否則會因蓄積作用帶來不良反應。

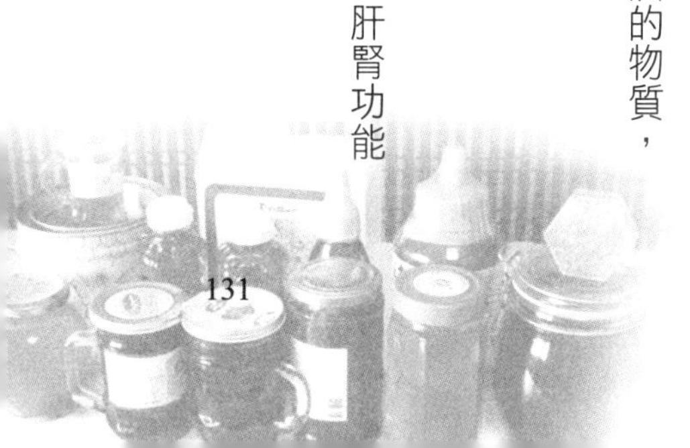

選購小竅門

熱狗也分三六九等，以質論價論級別，特級最好，優級次之，普通級再次之。這個級別的劃分是按照含肉比例劃分的，肉多、澱粉少為優質，以此論推。

熱狗是最容易出品質問題的食品，所以在選購的時候，一定要認真查看熱狗標籤上的製造日期、廠商、保存條件、成分等，盡量選擇大企業、老字號的產品。

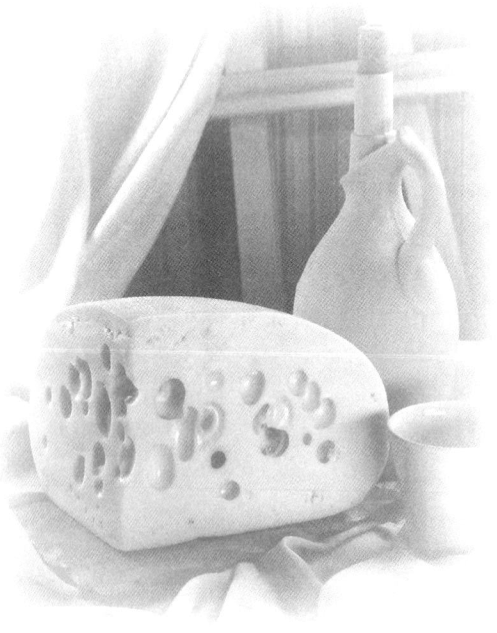

四、最佳早餐零食：餅乾

專家解讀

鬆脆香甜的餅乾，身為上班族，誰能說不喜歡它呢？買幾包最愛的口味的餅乾放在辦公桌的抽屜裡，睏了偷偷拿出一塊來提提神，工作枯燥了來調劑消遣一下，餓了它更是義不容辭地幫你驅趕餓神。

因為餅乾遇水膨脹，容易產生飽足感，當然是緩解饑餓的理想零食囉。不僅如此，餅乾還富含碳水化合物、纖維素，以及磷、鐵等礦物質，能為身體提供多種能量，為你源源不斷輸送奮鬥工作的力量。

這樣吃才健康

① 注意餅乾脂肪比例及鈉含量，威化餅高脂肪，夾心餅糖分及脂肪量高，要盡量少吃。不要被餅乾的口感蒙蔽，有些餅乾可能嚐起來不油不鹹，但並不表示它的含鹽量少；而有些餅乾的鹽因為撒在表面，吃起來感覺比較鹹，其實鈉含量並不高。所以，買餅乾的

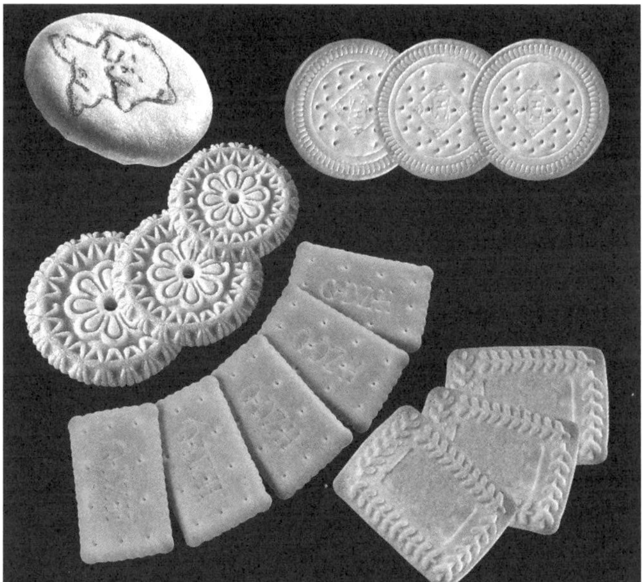

真正成型的餅乾，可以追溯到西元七世紀的波斯，到了西元十四世紀，餅乾已經成了全歐洲人最喜歡的點心，從皇室的廚房到平民居住的大街，都彌漫著餅乾的香味。

時候，一定要看餅乾的脂肪佔熱量比和鈉含量，一般來說，餅乾脂肪熱量佔總熱量不超過30%，每30克的餅乾中鈉含量不超過240毫克。

②盡量選擇低脂、低糖和低卡路里的餅乾。我們可以透過餅乾包裝，來分辨這種餅乾中是否含有對人體有害的飽和脂肪酸和反式脂肪酸。如果我們看到餅乾包裝上是否標有豬油、牛油、奶油、棕櫚油或椰子油等，這些油脂中含有一定的飽和脂肪酸，而氫化植物油，俗名又叫做起酥油，這種油脂中含反式脂肪酸。所以，這類餅乾還是讓它留在貨架上吧。

③在購買餅乾的時候，只要查看包裝袋上成分表的排位，就能掌握餅乾的成分。這樣就可以以此為據來挑選你的最愛餅乾了！

④吃餅乾的時候一定要記得多喝開水，因為餅乾都是乾乾的，水分太少，如果不喝水，很容易上火。多喝水還可以幫助餅乾在你的肚子裡漲大，你會感覺很容易吃飽，這樣就可以控制餅乾的攝入量而不必為發胖擔憂了。

自製小竅門

原料：雞蛋2個，細砂糖80克（根據自己情況酌情添加），鹽1/2小匙，置於室溫放軟的奶油50克，麵粉320克（中筋即可），泡打粉1/2小匙。

做法：①所有材料依序放入盆中，攪拌成均勻的麵團（要一種材料拌勻了，才可加第二種）。

②在桌上灑些麵粉，把麵團倒在麵粉上，再撒一層麵粉在麵團上。

③用擀面棍擀成0.3cm厚的薄片，放置30分鐘。

④用餅乾模（其他各種形狀的印模都可以，沒有的話可以用杯子代替）印成各種形狀的片，用

叉子在上面刺一些洞。

⑤烤盤塗油後放入烤箱，預熱160度烤約20分鐘。

溫馨提示：按照上面的方法製作的是「素面餅乾」，也可以製作成調味餅乾，方法是：將蛋黃1個、椰蓉2小匙調勻，烘烤前塗在餅乾上即可。烘烤過程中，應根據自己的烤箱功率調節溫度和時間，並且隨時觀察以防焦糊。

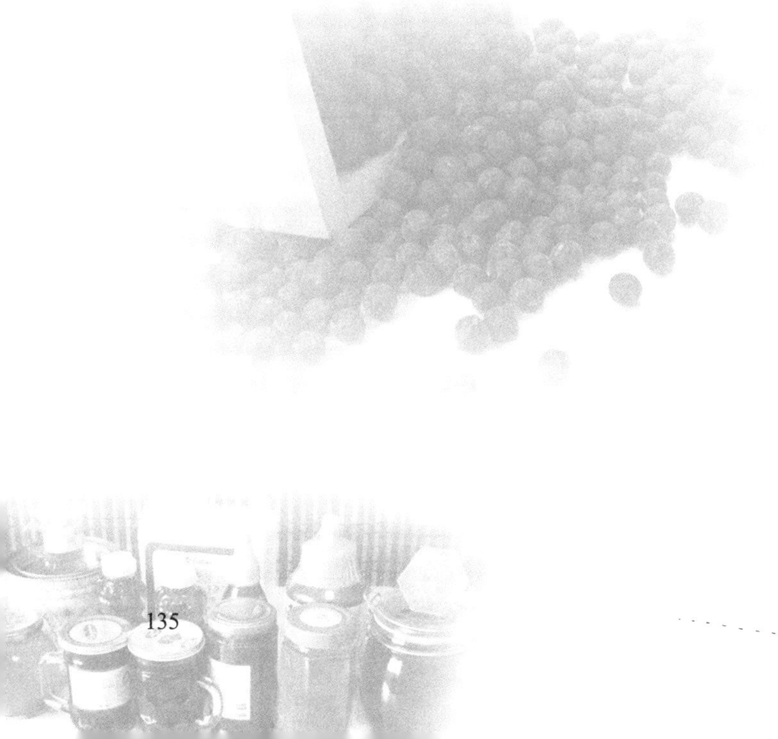

五、最佳早餐零食：黑巧克力

專家解讀

早餐沒吃或吃的太少，上班期間肚子肯定會向你抗議，饑腸轆轆的時候，不妨來塊黑巧克力。黑巧克力雖然糖量和脂肪量低，卻有轉換成葡萄糖後進入血液中在體內緩緩釋放能量的本事，幫你長時間緩解饑餓。

黑巧克力在保健方面可是一寶，它含有的多酚可改善血液循環、減少壞膽固醇量，有效避免氧化及動脈硬化，降低心血管疾病及中風機率。對忙碌的上班族來說，黑巧克力中的色氨酸有助於合成血清素，可以對抗慢性疲勞症候群，其中的色氨酸還有讓你心情轉好的作用。另外，專家還發現，適量食用黑巧克力對保護皮膚和增強性慾方面也都大有裨益哦。

這樣吃才健康

①黑巧克力健康又美味，但仍然是一種高卡路里的食品，放肆大吃也會增加肥胖和慢性病的

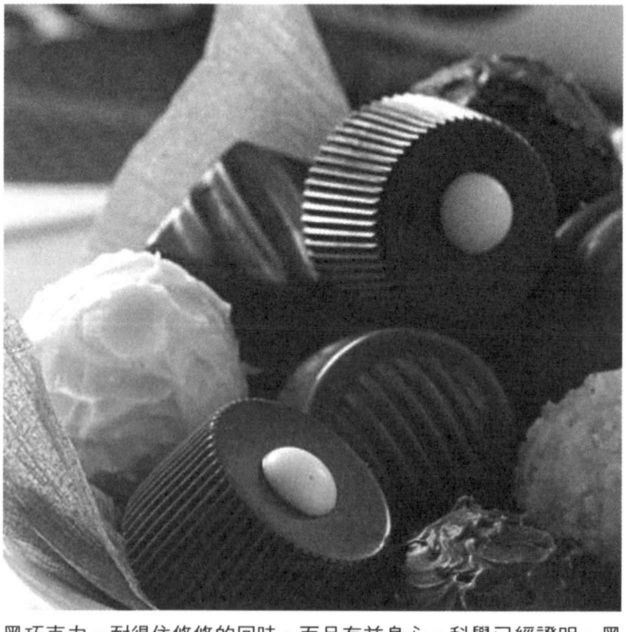

黑巧克力，耐得住悠悠的回味，而且有益身心，科學已經證明，黑巧克力的可可含量越高越健康。

風險，所以，每天食用不可以超過20克。

②巧克力一般含糖量高，糖尿病患者應少吃巧克力，或可以專門食用淡巧克力；而女性朋友們，在經期適量吃一點巧克力，可以幫助你緩解痛經或心情抑鬱等，但若是食用過多則會適得其反，反而會加重經期煩躁和乳房疼痛，所以，女性朋友們一定要控制好攝入量才行。

選購小竅門

在挑選黑巧克力的時候，應仔細查看外包裝上的可可脂含量，可可脂含量在32%～34%之間的屬於軟質黑巧克力，可可脂含量在38%～40%之間的屬於硬質黑巧克力，可可脂含量38%～55%的屬於超硬質黑巧克力。可可脂含量越高，其營養價值也就越高。

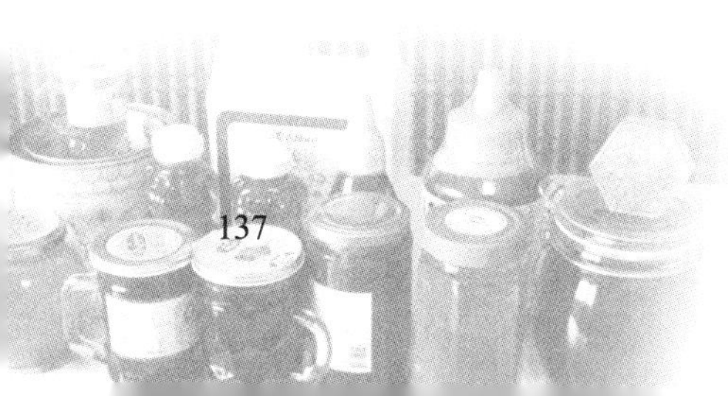

除了以上零食外，上班族還有魚片乾可以選來吃，因為魚片乾富含蛋白質、鈣、磷和多種氨基酸，能為人體提供多種稀缺營養素，味道也清香適口。還有，堅果也是個不錯的選擇，像花生、核桃仁、葵花籽、榛果、松子等等，這些食物中含有大量的不飽和脂肪酸、優質蛋白質，以及B群維生素，常吃會改善腦部營養，讓你變聰明。但要記住，在吃的時候也要管住自己的嘴巴，不能因為越吃越香就不管了，堅果可是熱量較高的零食，吃多了就有發胖的危險。

健康鏈結

很多上班族常常早餐不講究，餓了後水也不喝，迫不及待地拿起東西來往嘴巴裡塞。長期這樣不喝水而吃「乾食」，對身體健康十分不利，會影響人的大腦和身體的活力，降低身體的抗病能力，極易患病。

因為清晨剛剛起床後，人的胃腸功能尚處於夜間的抑制狀態，沒有進入日常的興奮狀態，所以此時的消化功能也較弱。加上人體經過一夜睡眠，排尿、皮膚、呼吸中都會消耗大量的水分和營養，人體在清晨的時候就處於半脫水狀態。這時如果不能即時補水，再吃一些「乾食」，不但難以吞嚥，由於腸胃抑制，各種消化液分泌不足，對於進入腸胃的食物都不能很好的消化和吸收。

所以，在早上起床後吃東西之前，應適量喝些溫開水、豆漿或熱牛奶之類的液體。這樣既能即時補充體內水分，彌補缺水狀況，也有利於刺激腸胃興奮，使機體的新陳代謝恢復到旺盛狀態，有利於腸胃對食物的消化和吸收，進而有利於白天的工作和學習，也能有效預防某些心腦血管疾病突發。

2 下午易倦怠，零食來提神

每個上班族一定都深有體會，每到了下午3點左右，頭腦就開始昏昏沉沉，瞌睡蟲時時爬到你的鼻子上，引誘著你睡去。很多人都會在這個時刻感受到入睡的美妙，但現實卻不斷地提醒你不能睡，要知道這是辦公室，說不定在你猛打瞌睡的時候，上司就敲你一個大腦袋！

為何在下午的這個時刻會這樣的昏昏欲睡呢？這個現象被很多人稱為「午睡綜合症」，國外有項對1000名上班族的調查顯示，上班族的工作效率大都在中午12時達到高峰，接著便往下坡走，尤其是下午2時至4時之間。在這兩個小時中，人們會感到極度疲乏、沉悶，總是提不起勁工作，工作效率變低，還特別容易出錯，這些都是「午睡綜合症」的表現，而且男人比女人的症狀更為嚴重。

因此，為了將我們的工作早早完成，好在下午一到時間就可以飛奔著下班，以免同事們紛紛離去，留下可憐的自己還要加班做完工作，我們必需將這下午2小時可恨的睡魔和疲乏通通驅趕掉，來試試下面小零食的效果吧！

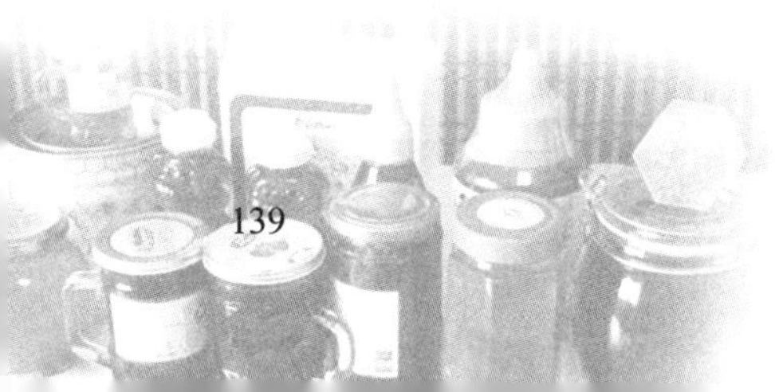

一、最佳醒腦零食：果醋

專家解讀

沉悶的下午三點，辦公室裡的空氣如同凝滯了一般，又睏又乏的你，悄悄拿起抽屜裡今天早上就早已準備好的果醋，打開瓶蓋，輕輕啜上一口，頓時，酸酸甜甜的味道佈滿你的味蕾，挑逗起你愉悅的神經。空氣也因此而流暢起來，午後的沉悶立刻馬上如同被靈動的因數驅趕，偷偷喝完這瓶酸甜的果醋，美美地投入工作吧！

果醋中含有十種以上的有機酸和人體所需的多種氨基酸。醋的種類不同，有機酸的含量也各不相同。它們使有氧代謝順暢，有利於清除沉積的乳酸，達到消除疲勞的作用。

不僅僅是這樣，果醋還有很多保健作用，它能為你淨化血液、排除毒素、促進新陳代謝、紅潤氣色，讓你輕鬆抗老、拒絕病痛等，怎麼樣，不管你是美女還是帥哥，來瓶果醋為你的健康和美麗加分吧。

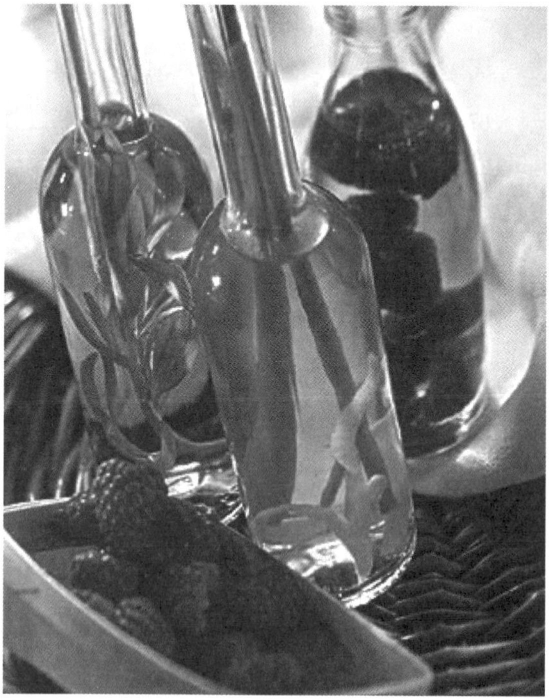

果醋兼有水果和食醋的營養保健功能，是集營養、保健、食療等功能為一體的新型飲品。

這樣飲用才健康

一、晨起喝果醋防感冒，下午喝果醋除疲勞，夜晚喝果醋美容，應該注意的是，果醋酸性較大，容易腐蝕牙齒，所以喝完後一定要立刻刷牙。

二、果醋對人體的保健作用多多，但也不是每個人都可以喝的。很遺憾，有以下四種人就需要注意啦。

①胃酸過多的人或胃潰瘍患者，因為果醋含有微量「醋」，空腹時大量飲用，對胃黏膜產生的刺激作用較強，容易引起胃痛等不適。

②糖尿病患者，果醋中糖的含量比較高，所以還是少飲為妙。

③痛風患者，因為果醋是酸性飲料，痛風患者喝了不利於血尿酸的排泄。

④正在服用某些西藥者不宜喝果醋，因為果醋中的醋酸能改變人體內局部環境的酸鹼度，進而使某些藥物不能發揮作用。

自製小竅門

蘋果醋

原料：糯米醋300克，蘋果300克，蜂蜜60克。

做法：將蘋果洗淨削皮後，切塊放入廣口瓶內，並將醋和蜂蜜加入搖勻。密封置於陰涼處，一週後即可開封。取汁加入3倍開水即可飲用。

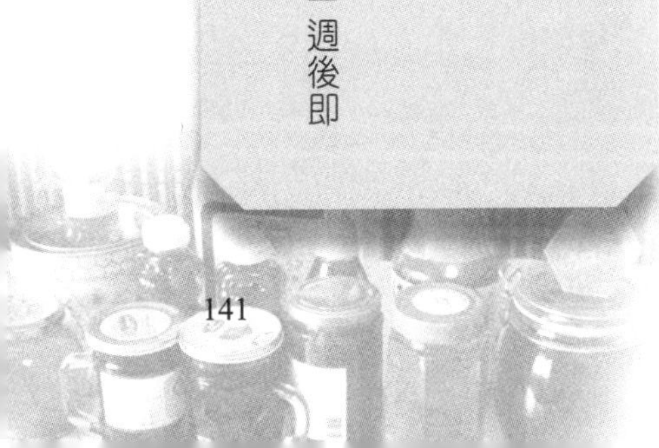

功效：可以消除便祕，抑制黑斑，還可以促進新陳代謝，解煩悶，去疲勞，長期飲用還會令你的身體狀態一級棒。

葡萄醋

原料：葡萄一大串，香醋適量，蜂蜜適量。

做法：將葡萄洗淨去皮、去籽後，放入榨汁機中榨汁，將濾得的果汁倒入杯中，加入香醋、蜂蜜調勻即可飲用。

功效：能夠減少腸內不良細菌數量，幫助有益細菌繁殖，消除皮膚色斑。此外，葡萄醋內的多醣、鉀離子能降低體內酸性，從內緩解疲勞，增強體力。

二、最佳醒腦零食：口香糖

專家解讀

抬起睡思昏沉的腦袋，從抽屜拿出口香糖的瓶子，裡面的顏色有紅的、黃的、綠的、紫的，紅的是西瓜味的，黃的是檸檬味的，綠的是青蘋果味的，還有白色的薄荷味的……從中挑選一粒，放在嘴裡，用牙齒輕輕將微脆的殼咬開，裡面是軟軟的果肉，清香的味道刺激你的味蕾，輕輕咀嚼起來，夠勁道的口香糖就幫你將疲乏和瞌睡一趕了之了。

不僅如此，口香糖能讓你口氣清新，轉移注意力，消除緊張情緒，此外，經常咀嚼口香糖可以刺激口內唾液分泌，進而更好地清潔你的牙齒與口腔，清香口氣，減少牙菌斑的形成。此外，在咀嚼口香糖的過程中，人在反覆進行咬合動作的過程中，頜骨、咬肌和牙齒都得到了充分鍛鍊，對於牙周健康十分有益。另外，據說每天咀嚼一粒口香糖，還會產生美容的功效呢。

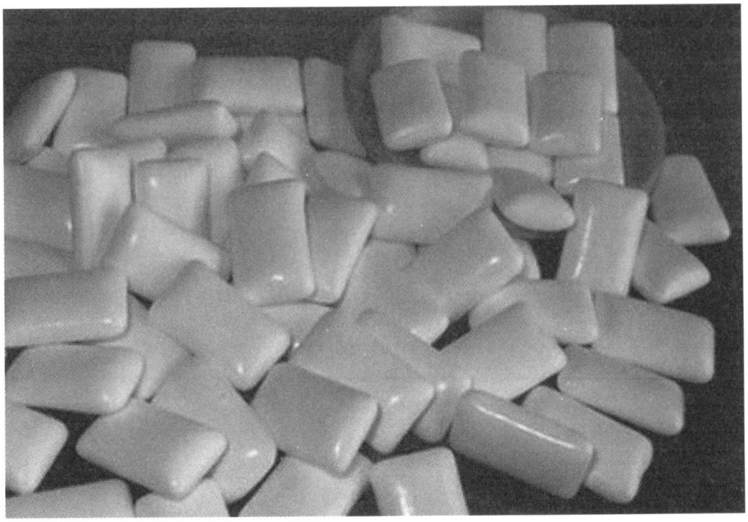

口香糖可是世界上最古老的糖果之一。考古學家發現，早在有歷史記載以前，人類的祖先輩就愛咀嚼天然樹脂，從中取樂，這就是最原始的「口香糖」。

這樣吃才健康

①咀嚼口香糖有益健康，但時間最好不要超過15分鐘，特別是有胃病的人更不宜過多地嚼口香糖，因為這樣容易導致胃潰瘍和胃炎等疾病的危險；如果過長時間過於頻繁地嚼口香糖，人的咀嚼肌就長時間處於緊張狀態，這樣就有可能養成夜晚磨牙的習慣；青少年在身體發育期如果過多嚼食口香糖，可能使咬肌過度鍛鍊，導致出現「方形國字臉」；頜、面部有潰瘍或患有牙齦炎的患者最好不要咀嚼口香糖，因為這樣容易引起感染。

②飯後吃粒無糖口香糖最佳，它可以抵制食物在牙齒產生酸的過程，進而減小口腔內的酸度，進而減少酸對牙齒的腐蝕，達到保護牙齒的作用。並且嚼口香糖還可以刺激唾液的分泌，飯後嚼一塊口香糖，刺激口內唾液分泌量增加，不僅利於消化，而且還有助於將口腔內不易清潔區的食物碎屑打掃乾淨，進而減少牙菌斑的形成。

③使用含汞材料補過牙的人，最好不要嚼口香糖。瑞士科學家的一項研究發現，經常嚼口香糖會損壞口腔中用於補牙的物質，使其中的汞合金釋放出來，造成血液、尿液中的水銀含量超標，進而對大腦、中樞神經和腎臟造成危害。

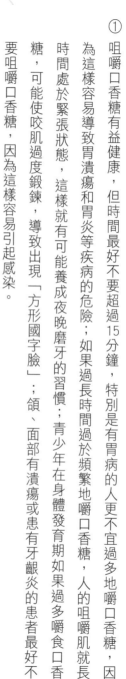

生活小竅門

衣服上的口香糖如何去掉？

你不妨這樣做：用蛋清塗在有口香糖的地方揉、搓好，放在冰箱裡冷凍2小時，用一張白紙鋪在黏著口香糖的部位，然後用電熨斗熨個兩三分鐘，黏在衣服上的口香糖就轉移到白紙上了。

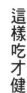

三、最佳醒腦零食：枸杞

專家解讀

枸杞果藥性溫和，對與經常感到體力疲乏、精神倦怠的所謂「亞健康」人群有明顯療效。另外，對體質虛寒、胃寒胃酸的人，常常便祕，容易失眠、掉頭髮的人群，患有肝腎疾病、貧血的患者，體質虛弱、常感冒、抵抗力差的人，如果長期食用枸杞，都有很好的治療效果。另外，枸杞子具有很好的增強性功能方面的作用，我國很早就流傳著「君行千里，莫食枸杞」的民間俗語，其中意思就是因為枸杞具有很強的激發性功能的特效，因此奉勸那些離家遠行的青年男女最好不要食用。所以，枸杞對於性功能減弱的人來說，可以說是一個福音。不僅如此，枸杞子還有延年益壽之功，大詩人陸游到老年，視力衰退，年老體衰，就常吃枸杞來保健身體，因此也就有了「雪霽茅堂鐘磬清，晨齋枸杞一杯羹」的詩句。

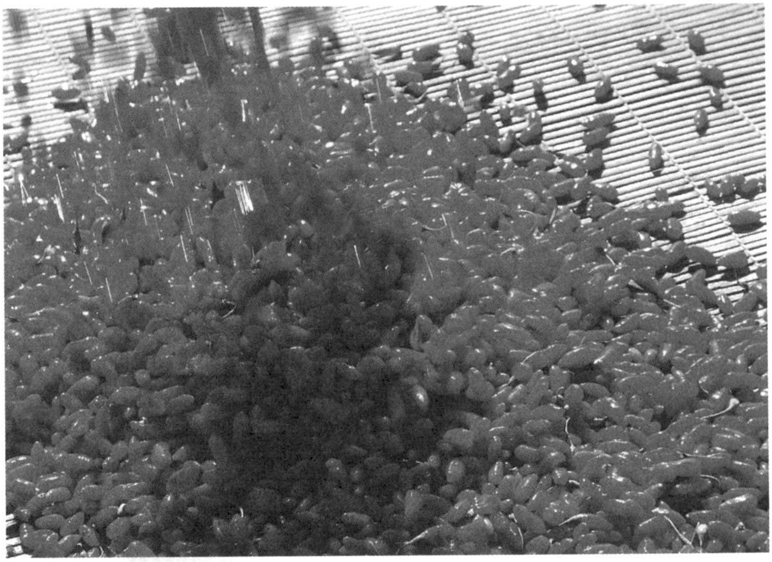

枸杞以其藥用價值備受歷代醫家的推崇，是傳統名貴中藥材和營養滋補品。

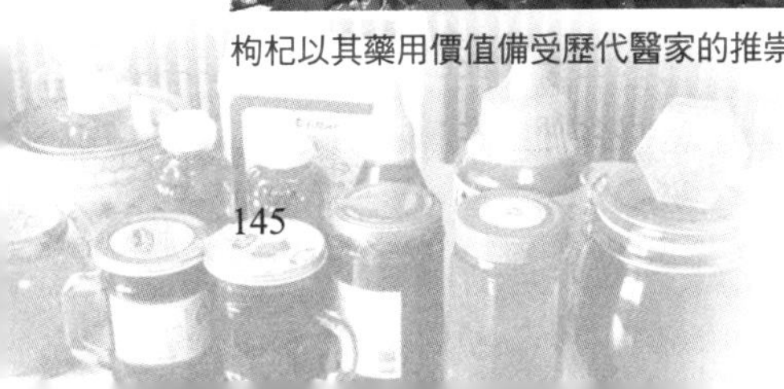

所以，對於上班族來說，可以把枸杞子泡茶，也可以像葡萄乾一樣當作零食，有助於消除「電腦族」眼睛酸澀、疲勞、視力變差等問題，真是一舉多得的食物。

這樣吃才健康

①枸杞雖然滋補和治療的效果都不錯，但並非所有的人都可以食用。因為枸杞溫熱身體的效果相當強，所以那些正在感冒發燒、身體有炎症、腹瀉的人，最好別吃。枸杞最適合體質虛弱、抵抗力差的人來吃。而且，一定要長期堅持，每天吃一點，長久食用才能見效。

②任何滋補品都不能過量食用，枸杞自然也是如此。一般而言，健康的成年人每天以20克為宜，如果想達到治療的效果的話，每天以30克左右為宜。

自製小竅門

菊花枸杞茶

原料：枸杞一小撮、菊花3～5朵、紅茶包一個。

做法：將三種材料放入已經預熱的杯中，加入沸水泡10分鐘即可飲用，茶包浸泡可隨個人喜好而提早取出，甚至不加茶包也可以。

功效：此茶具有明目、養肝、益血、抗衰老、防皺紋、降血糖、降血壓、固精氣等保健作用，最適合工作繁重、長期要對著電腦工作的人飲用。

紅棗枸杞茶

原料：枸杞一小撮、紅棗3～4粒。

做法：將紅棗切成條狀，然後跟枸杞一起放入杯中，以開水沖泡，待枸杞和紅棗在水中充分浸泡後服用，也可用水煮沸後服用。

功效：此茶具有補腎益精，補血安神，養肝明目，生津止渴，潤肺止咳等作用，適合經常熬夜的上班族和脾胃氣虛、血虛萎黃、血虛失眠多夢等症的患者服用。

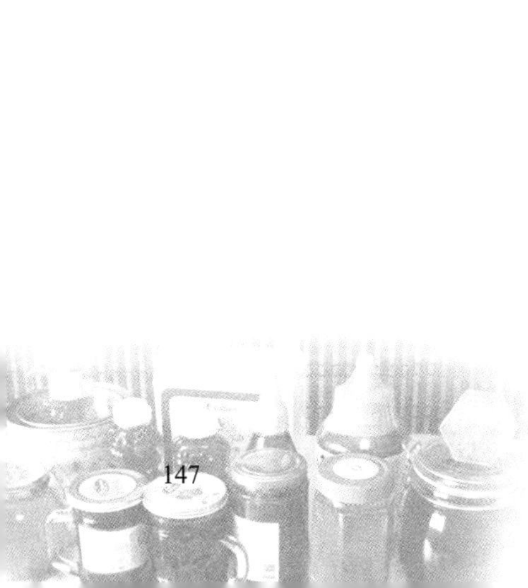

四、最佳醒腦零食：綠茶

專家解讀

綠茶中含有的咖啡因，有刺激中樞神經、振奮精神的作用，適量飲用可以使人精力旺盛，才思敏捷，而且綠茶中還含有強效的抗氧化劑和維生素C，可以幫助清除體內的自由基，還可以分泌出對抗緊張壓力的荷爾蒙，消除緊張情緒，因此最適合下午睏倦的上班族，醒腦提神的時候飲用。另外，綠茶中含有的茶多酚，具有防輻射的作用，能減少電腦輻射的危害，並且綠茶中的維生素A，還有助於防治因為長時間盯著電腦螢幕而引發的乾眼病，所以天天面對電腦的上班族更應該常備綠茶飲用。

還有，立志減肥的美眉們不妨也多喝綠茶，因為綠茶可加快熱量的燃燒，幫助上班族消除久坐囤積的脂肪，具有很好的減肥效果喲。

這樣飲用才健康

①剛採摘下來的新鮮的茶葉不宜泡飲，如採摘下來不足一個月的新茶葉，這些茶葉沒有經過一段時間的放置，茶葉中的醇類物質、

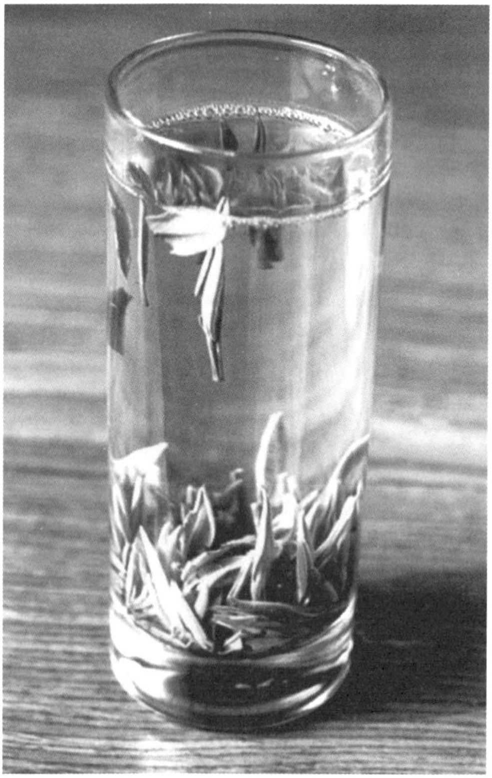

綠茶是未經發酵的、中國飲用最為廣泛的一種茶，產量位居六大初製茶之首。

多酚類物質和醛類物質還沒有被完全氧化，如果泡飲的話，會產生一些對身體不利的物質，容易出現腹瀉、腹脹等不適。

② 茶水宜喝淡茶，每天以4～5杯為宜，不宜貪多貪濃，濃茶每天以喝1～2杯中等濃茶為佳。

③ 沖泡綠茶的水溫以80℃～90℃左右為好，若是沖泡綠茶粉，水溫控制在40℃～60℃左右的溫開水沖泡最好，另外要注意，綠茶粉不可泡得太濃，否則會影響胃液的分泌。

選購小竅門

綠茶一般分高、中、低三個檔次，因此在選購綠茶時，可從茶葉形狀、色澤、乾茶香氣等方面來鑑別：

① 高檔的綠茶色澤為嫩綠色或翠綠色，有些高檔綠茶因為茶葉上有一層白毫而呈銀綠色；鮮葉原料為細嫩或肥嫩，含芽率高，一般一個芽上會有一個或兩個葉；香氣以嫩香為主，兼有花香或清香。

② 中檔的綠茶色澤以深綠為主，白毫較少；鮮葉原料一般還較為細嫩，以一個芽上有兩個或三個葉為主，芽一般稍顯瘦弱；聞起來香氣常帶點高火香。

③ 低檔的綠茶一般色澤為黃中稍帶綠色，常常稍顯乾枯，沒有白毫；鮮葉原料一般不夠嫩，大小不一，葉芽也較少，多為成熟呈展開狀的葉片；聞起來香氣低淡或帶粗氣。

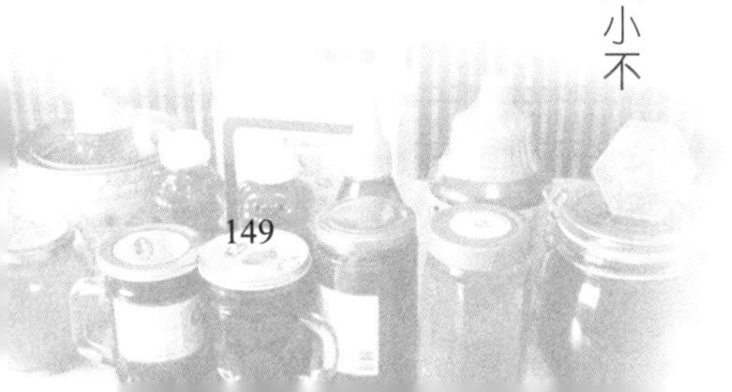

除了以上上榜食物有抗疲勞的作用外，紅棗、山楂、蘋果、草莓等紅色食物也會在對抗疲勞困乏方面助你一臂之力。這些食物不僅有助於減輕疲勞，並且還有驅寒的作用，能增強記憶力、穩定情緒，可以令人精神抖擻，增強自信及意志力，使人充滿力量。另外，含咖啡因的飲料如咖啡，能增加人體的呼吸頻率和深度，促進腎上腺分泌，興奮神經系統，因而能增強抗疲能力，所以下午來杯咖啡也會變得加倍有精神。

健康鏈結

「午睡綜合症」變成了現在上班族在下午2～4時出現昏昏欲睡的現象。導致上班族「午睡綜合症」的原因，主要是與很多上班族在午餐時愛吃高糖或高脂食物有關，如炸薯條、漢堡、炸雞等。另外，多數上班族工作了一上午，常常不願走動，或有的上班族工作緊張，為了節省時間，中午就打電話叫外賣送來辦公室，放在辦公桌前就開始吃，如此慵懶不活動身體，更是為下午的昏昏欲睡埋下了伏筆。

因此，上班族不管上午如何繁忙，盡量騰出吃飯的時間步行到附近餐廳吃午飯，或者是藉著中午的休息時間，走出戶外呼吸下新鮮空氣，這樣才會有助於保持身體和精神狀況的良好，下午才能精力充沛地應付下午的工作。

如果中午實在是睏倦，不妨小睡片刻來提高下午的注意力和工作效率。但午睡時間不要過長，應控制在15分鐘～30分鐘最為合適。

3 工作壓力大，零食巧減壓

工作日漸繁重，同事間的競爭如此複雜，上司凝重的臉色，客戶不滿的神情等，這些壓力常常讓我們有喘不過氣來的感覺。時常情趣低落、煩躁不安，脾氣越來越壞，頭疼、耳鳴、目眩，睡眠品質變差，睡著的時間越來越短，醒來卻更累，哪天在街上碰到有人跟你打招呼，連忙笑臉回應，可是就是記不住對方的名字，家人或朋友交代過的事情回頭就忘記了……

這是長時間處於強大的壓力之下，身體向你發出的抗議，向你訴委屈，說明它太累了。但是生活在現代這個社會裡，壓力無處不在，我們也無處可逃，唯一的辦法就是找種種解壓方式，讓負累的身體休息一下。其中，吃零食解壓的方式你試過嗎？

關於吃零食來釋放壓力，心理學家是這樣解釋的：零食能調節人的不良情緒，當人們用手去拿零食塞進嘴巴咀嚼的時候，零食會透過你的眼睛——視覺和手、嘴巴——觸覺，將食物以一種美好鬆弛的感受傳遞到大腦的感覺中樞，進而大腦會傳遞給人們一種難以替代的慰藉感，進而轉移了人體的注意力，有利於減輕內心的焦慮和緊張。況且，零食還能給人體提供一些必需的營養素，也讓又累又餓的上班族進行正餐外有益的補充。

另外，對於上班族而言，上班休息的期間跟同事相互分享一下零食做為調劑，既增進了話題、拉近了距離、潤滑了人際關係，又和諧了工作氣氛，自己身心也得到了放鬆。所以，零食也可以做為上班族必備的工作小助手，有意想不到的作用。

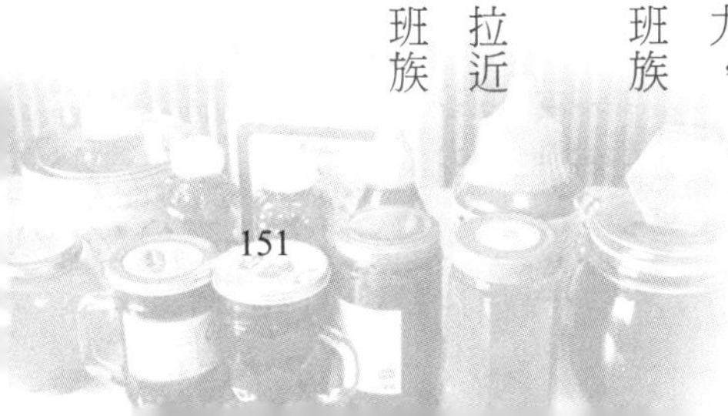

一、最佳減壓零食：酸梅

專家解讀

熬夜策劃好的方案被上司無情地K掉，同事說話夾槍帶棒讓自己不舒服，偏偏電腦又故障了，真是喝水都會塞牙縫的鬱悶，怒火要將自己的頭髮燒焦一般一觸即發。千萬別在辦公室發火，那會飯碗不保，可能一時快意了，但失業的滋味更是不好受。所以，還是把怒火掐滅吧，穩定下情緒，來幾粒酸梅如何，酸中帶甜的味道，光想想就會流出口水，與其拿別人的過錯懲罰自己，不如自己來愉悅自己。

肝火旺的人最適宜多吃酸梅，因為酸梅不但能降低肝火，更能幫助脾胃消化，滋養肝臟，所以情緒暴躁的人，每天吃幾顆酸梅，可以保持心情愉快。所以，辦公室的抽屜裡一定要留下酸梅的位置。

這樣吃才健康

①酸梅可以避免暈車，或者在喝酒過多後，發揮醒酒

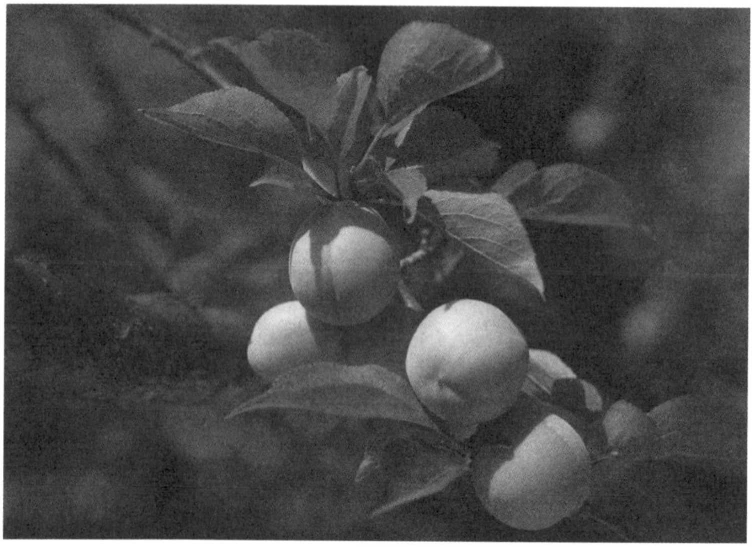

酸梅是能讓人心情變好的食物，有助於體內血液酸鹼值趨於平衡，提神作用，讓肌肉和血管組織恢復活力。

的作用。

②酸梅是天然的潤喉藥，可以溫和滋潤咽喉發炎的部位。

③酸梅含有特別多的枸櫞酸，能驅除使血管老化的有害物質，若是趕夜車或熬夜覺得精神疲憊，喝一杯酸梅汁，還有提神醒腦的作用。

自製小竅門

酸梅汁

原料：烏梅12顆，乾山楂片30克，陳皮10克，冰糖100克，水2000克。

做法：將烏梅、山楂片及陳皮清洗乾淨，然後一起入鍋水煮，水燒開後，小火熬30分鐘，然後關火加冰糖，待湯汁涼透盛到容器中即可飲用。

功效：此汁酸甜適口，解暑消渴，祛痰止咳，自古以來就是我國上好的夏日飲品。

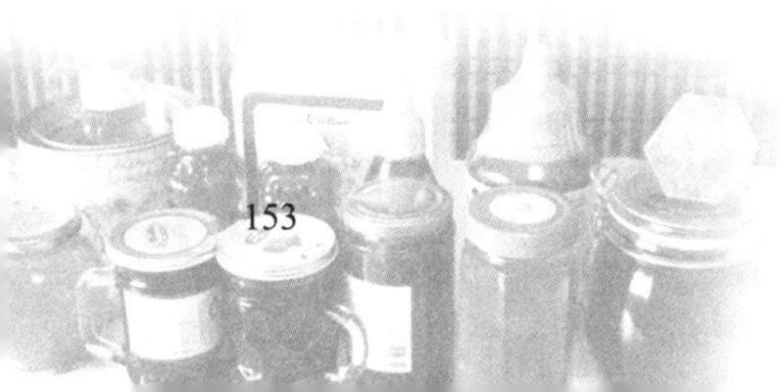

二、最佳減壓零食：櫻桃

專家解讀

櫻桃是「快樂水果」之一，有著振奮精神和愉悅身心的超人表現。不僅如此，長期對著電腦工作的人常會有頭痛、肌肉酸痛等症狀，如果能經常吃點櫻桃，這些症狀可有所改善，這是因為櫻桃中含有的花青素有抑制炎症作用，對緩解腰酸背痛等有極好的效果。所以，對於上班族來說，四、五月分櫻桃成熟的季節，千萬不要錯過如此營養美味的水果。

除此之外，櫻桃的鐵含量極高，缺乏的人可不妨多吃些櫻桃，既可防治缺鐵性貧血，又可增強體質，健腦益智。另外，櫻桃更是被看做女士的保護神，因為櫻桃有潤肌膚、悅顏色的美容功效，所以女士們更要多吃櫻桃了。

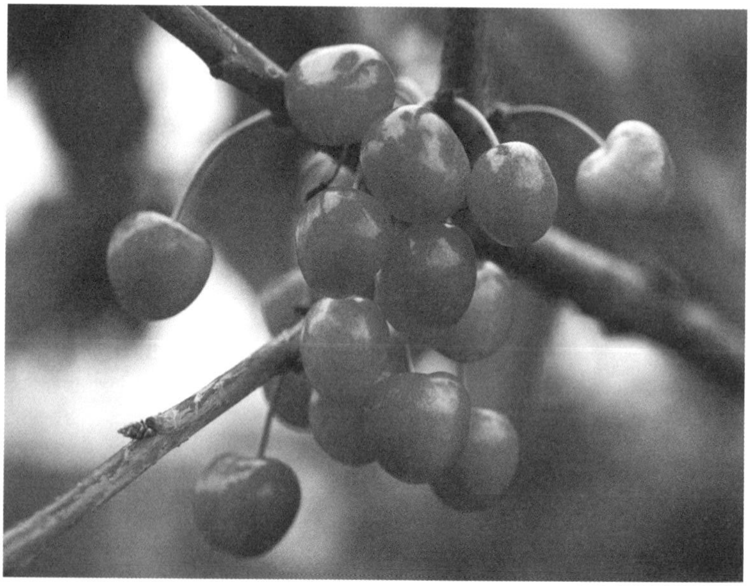

櫻桃有「春果第一枝」的美譽，四、五月分正是櫻桃成熟的季節，色澤誘人、玲瓏剔透、酸甜爽口的櫻桃，高掛於枝頭，惹人憐愛，唐代大詩人白居易在《櫻桃歌》中讚道：「瑩惑晶華赤，醍醐氣味真。如珠未穿孔，似火不燒人。瓊液酸甜足，金丸大小勻。」

這樣吃才健康

櫻桃雖然好吃，但也不宜多吃。櫻桃性溫，如果一次食用過多可引起上火、流鼻血、損肺，甚至還會導致胃痛、泛酸，甚至腹痛、腹瀉等。所以每天吃櫻桃量應控制在12顆左右。一旦吃多了櫻桃發生不適，可以喝點甘蔗汁來清熱解毒。另外，患熱性病及虛熱咳嗽者要忌食。

選購小竅門

買櫻桃時應選擇沉重、有光澤、色鮮且梗青的。並且挑選的時候要輕拿輕放，千萬不要用力捏，不然嬌弱的櫻桃會很容易受傷。

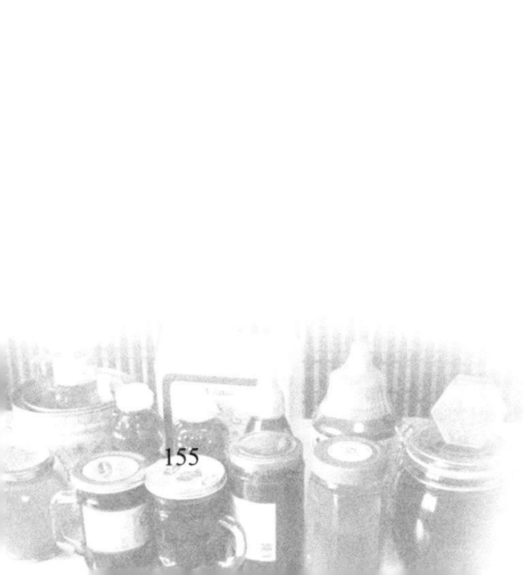

三、最佳減壓零食：杏仁

專家解讀

杏仁具有極高的營養價值，其中不飽和脂肪酸、維生素、硒、鈣和鐵等物質的含量十分豐富，杏仁中硒的含量為各類堅果之冠。不僅如此，杏仁還有很好的減肥作用，它能幫助食用者控制體重，因此選擇杏仁做為日常零食，不必擔心發胖，並且杏仁還可以幫助降低患上肥胖症或心血管疾病的風險。所以，杏仁是集滿足你口腹之慾、愛美之心、心血管健康於一身的最佳零食。

對於整天伏案工作的上班族，尤其是經常面對電腦工作的人，杏仁更是必不可少的零食儲備，因為杏仁中豐富的維生素E和維生素B群，還能幫助你緩解肩酸背痛的苦惱。

這樣吃才健康

①杏仁的作用雖好，卻並非多多益善，一次食用量應控制在5粒為好。特別值得注意的是苦杏仁內含有毒物

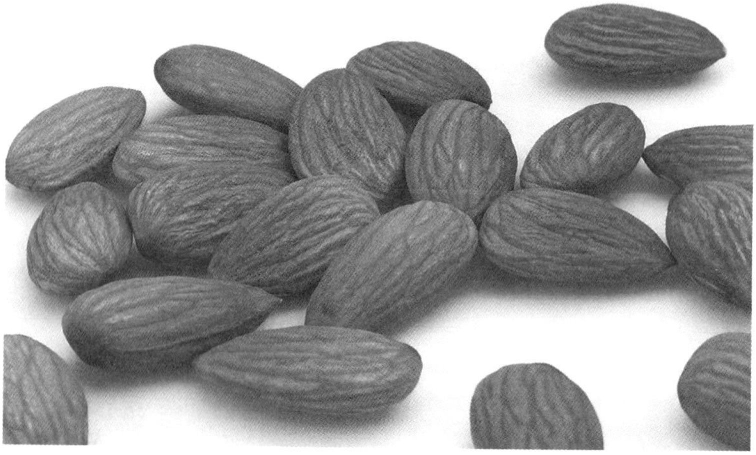

早在春秋時代，鄭穆公的女兒夏姬就喜食杏仁，據說活了100多歲，而且終老的時候，面色容顏不衰。自唐宋以來，很多宮廷嬪妃們都認為吃杏仁來增加自己身體的香味，去除異味，因此宮女、嬪妃們都喜歡用杏仁做茶點。

質氫氰酸，食用過多會引起中毒。所以，吃苦杏仁的時候，必需先將杏仁在水中浸泡多次，並加熱煮沸，減少以至消除有毒物質才能食用。

②想要最有效發揮抗氧化功效，可採取杏仁組合膳食的吃法──即將杏仁與可溶性膳食纖維如燕麥、植物蛋白如大豆、植物固醇如類固醇一起食用，其降膽固醇功效甚至能與普通降膽固醇藥物媲美。

選購小竅門

杏仁應挑選顆粒大、均勻飽滿、色澤清新鮮豔、仁衣淺黃略帶紅色、皮紋清楚不深、仁肉白淨，摸起來要乾燥，用牙咬鬆脆有聲的品質為最好。對於那些仁體有小洞的，有白花斑點的不是被蟲蛀就是發黴的黴點，都不宜購買食用。

除以上零食外，可以幫你分散注意力，緩解緊張、焦慮情緒的零食，還可以選擇一些香甜可口的新鮮水果，或者是一小塊巧克力，或者一小把堅果都是不錯的選擇。水果中，被稱為「快樂水果」的還有香蕉和葡萄柚，香蕉含有生物鹼的物質，可以振奮精神和提高信心，而葡萄柚其獨有的濃郁香味不但有助於提神醒腦，而且其中大量的維生素C有增強抗壓能力，有助緩解壓力，使人精神愉悅。堅果中，如花生、核桃仁、葵花籽、榛果、松子等也不錯，堅果類食物中含有大量的不飽和脂肪酸、優質蛋白質以及維生素B群，對改善腦部營養很有益處。但堅果類食物大多油脂量比較高，要控制好食用量。

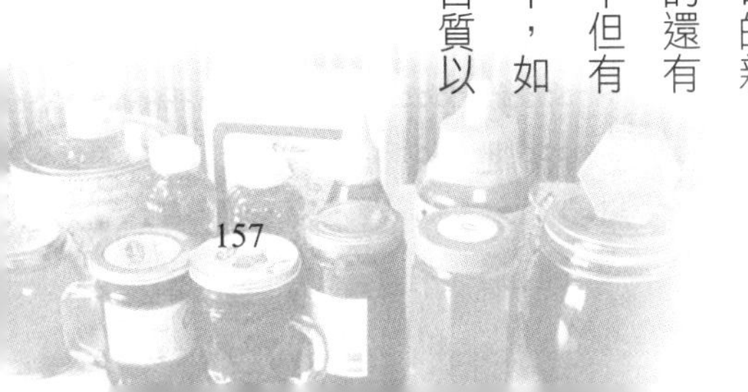

健康鏈結

上班族在多飲食減壓食物的同時，也要注意遠離日常生活中一些增壓食物，增壓食物有以下幾種：

一、高熱量食物如炸雞、冰淇淋、全脂奶、披薩、起士蛋糕、漢堡、薯條、帶皮的雞鴨肉類等含高脂肪的食物，這些食物進入人體內不容易消化，致使腦中絕大多數的血液集中到你的腸胃，進而很容易精神無法集中而昏昏欲睡。

二、刺激性食物一般也往往容易給人增加壓力，如辣椒、濃茶、酒、咖啡、咖哩等，攝入過多很容易造成情緒焦躁。

三、高鹽食物也是增壓食物，如罐頭食品、話梅、香腸、火腿、速食麵、熱狗、醃漬品等，若吃多了，也會使情緒驟然緊繃，不利於精神安定。

四、容易讓腸胃脹氣的蔬菜也是增壓食物，如菜豆、甘藍芽、花椰菜、皇帝豆等。

4 應酬不得已，零食來體貼

做為上班族，最頭疼的恐怕不是工作中的枝枝節節，而是下班後的應酬，這個「應酬」飯不好吃，要不斷陪笑臉，還要說好話，更為見鬼的是，很多時候還要海喝一頓客戶才滿意。很多人寧願在家喝個小稀飯，吃個小鹹菜也不願意去陪客戶吃那山珍海味，但有什麼辦法呢，為了人情世事，為了禮尚往來，為了面子上過得去，為了在社會上「混」得開，為了保住自己的「飯碗」，也就只好勉為其難了。可是頻繁的大魚大肉和推杯換盞，最後苦的還是我們的身體。

每天大魚大肉，很容易導致魚蛋肉類等動物性食物攝入過量，而穀類、蔬菜水果等植物性食物攝入不足，時間久了會導致體內飽和脂肪酸升高，一些「富貴病」如肥胖症、糖尿病、高血壓、心血管疾病等會隨之而至。另外，菸酒不分家，有酒的地方必然有煙，菸酒雙管齊下自然是傷肺又傷肝。但很多時候，酒民們要追求的就是飲酒後那種飄飄欲仙的「中毒」感受，這種感受，讓他們飲更多的酒，致使酒精中的乙醛對大腦以及肝臟、心臟產生更多的毒害，刺激肺癌和食管癌的發生，兩癌威脅，險上加險。

面對如此多不得已的「應酬」危害，更要多愛護自己的身體，因為健康才是革命的本錢。所以，應酬歸來後，回到家中，要適當開個零食小灶，體貼下因為「應酬」而受到傷害的身體，將危害降到最低，才能保證以後繼續革命！

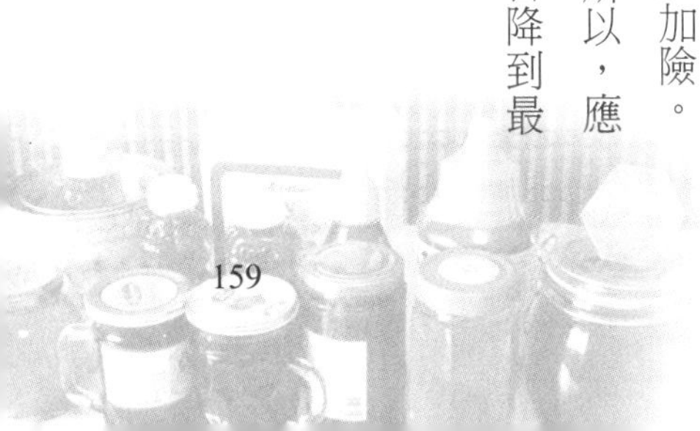

一、最佳解酒零食：柿子

專家解讀

對於應酬中喝了過多酒的人，即時解酒、醒酒不僅會消除酒後不適，還能幫助保護肝和胃的健康。其中有一種水果醒酒效果非常好，那就是柿子。有的老字號的飯店會在客人酒過三巡後貼心地送上一盤柿子甜點，就是因為這個道理。

香甜可口的柿子有加快血液中乙醇氧化的作用，其中的單寧、酶、有機酸和鞣酸可以促進消化，幫助分解體內的酒精，柿子中大量的糖分和豐富的鉀，以及含有的水分都能達到利尿的作用，加快機體對酒精的排泄能力。另外，柿子中豐富的維生素C也有增強肝臟的功能，達到護肝的作用。所以柿子在民間也有「解酒藥」之稱。

此外，醫學上認為，柿子對於生津止渴、清熱除煩、保健脾胃、潤肺止咳、降血壓等方面具有較好的功效，是營養豐富，保健效果極佳的甜美水果。

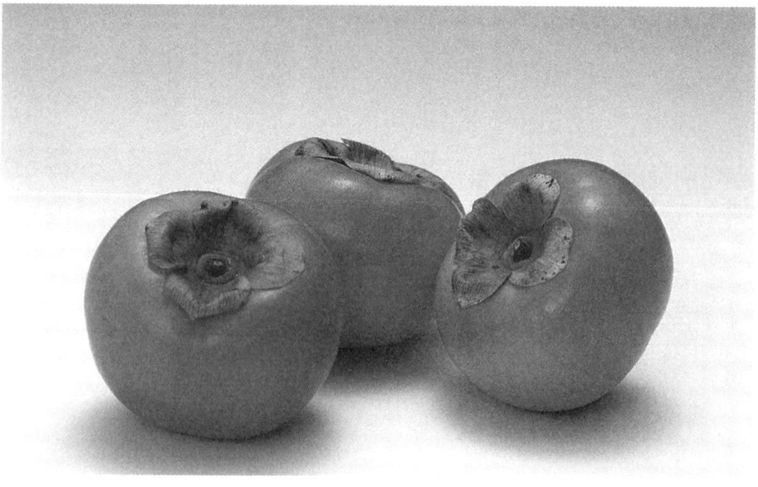

柿子是人們比較喜歡食用的果品，甜膩可口，營養豐富，冬季吃凍柿子，更是別有風味。

這樣吃才健康

① 柿子好吃，也有好處，但並不是所有人都適合。柿子性寒，對於胃寒或有胃炎的人來說，多吃柿子不但會加重病情，還會增加胃結石的風險，空腹時、大病之後、體弱多病、水腫及女性產後、月經期間均不宜食用。尤其是在吃海鮮的飯桌上，醒酒更不能用柿子，柿子會和海鮮發生反應引起食物中毒。

② 柿子不宜與酸菜、黑棗同食；不宜與鵝肉、螃蟹、甘薯、雞蛋共同食用，否則會引起腹痛、嘔吐、腹瀉等症狀；柿子忌和蟹、蝦等富含蛋白質的食物同食，以避免凝結柿石；柿子忌和紅薯同食，以免與胃酸起反應，形成柿石；柿子的糖分易被人體吸收，糖尿病患者忌食；食柿子前後不可食醋。

③ 柿子果皮和未成熟柿子含更多量鞣酸，應忌食。柿餅表面的柿霜是柿子的精華，不要丟棄。

自製小竅門

釀柿子

原料：新鮮脫澀柿子4個，鳳梨50克，葡萄乾、核桃仁、蜜棗各25克，奶油100毫升，白糖100克。

做法：柿子洗淨後，將蒂、皮、核去除，切成柿丁，鳳梨洗淨去皮切成碎丁，核桃仁切碎備用，然後將三者與蜜棗、葡萄乾一起放入盆內，加入白糖一併拌勻，然後將奶油均勻擠在上面即成。

功效：本食品不僅是美味小點，還兼具潤肺止咳，養胃生津，補氣養血的功效。更適宜於陰虛乾咳，胃燥口渴，大便祕結，氣血虛弱患者食用。

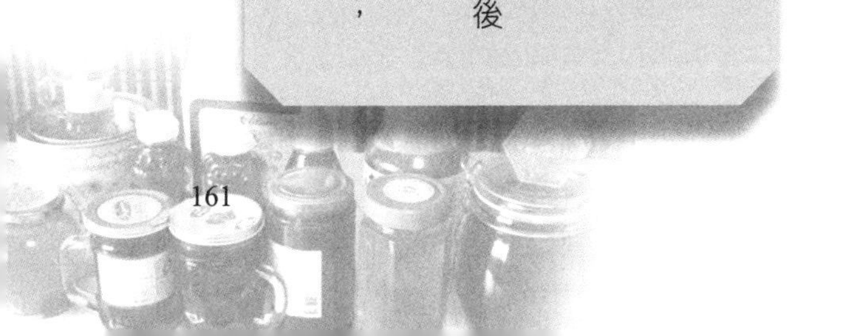

二、最佳解酒零食：優酪乳

專家解讀

應酬回家，常常會因為喝酒後胃部出現或多或少的不適，擾得人心情煩躁，睡眠也睡不好。可憐明天一早還要上班，應酬真是害人不淺。所以，對於應酬歸來的人們回家後飲上一杯優酪乳還有保護胃黏膜、延緩酒精吸收的作用，而且優酪乳的鈣含量豐富，對緩解酒後煩躁特別有效。這樣，就能平靜情緒很快入睡了，第二天一早醒來又能輕鬆地開始一天的工作了。所以，對於應酬族來說，優酪乳有不可忽視的作用哦。

優酪乳的營養價值較高，經發酵後的牛乳營養成分更有利於人體的吸收，這是因為發酵乳中有活力強的乳酸菌，能增強消化、促進食慾、加強腸的蠕動和機體的物質代謝。所以經常飲用優酪乳可以達到食療兼收的作用，大大有利於增強人體的健康。

這樣飲用才健康

①不宜空腹飲用：空腹時飲用，會導致優酪乳的保健作用減弱。因此，優酪乳應在飯後30分鐘到2個小時之間飲用效果最佳，此時優酪乳中的益生菌可以幫助腸胃蠕動，抵抗腸內有害的細菌，進而改善腸胃環境，維持腸道健康。

②不宜加熱飲用：優酪乳中活性益生菌的含量十分豐富，在加熱或用開水稀釋的過程中，這些活性益生菌就會大量死亡，不僅影響口感，營養價值也會損失殆盡。

③不宜與某些藥物同服：不能與優酪乳同服的藥物有氯黴素、紅黴素等抗生素，磺胺類藥物和治療腹瀉的一些藥物。

④腹瀉者、剛做完胃腸道手術後的病人以及1歲以下嬰兒，都不宜喝優酪乳。健康成年人也不宜過量飲用，每天喝兩杯，每杯在125克左右較為合適。

選購小竅門

①在選購優酪乳的時候，要注意市面上一些「含乳飲料」的假「優酪乳」的區別，購買時應仔細查看外包裝，不要被「乳製飲料」、「飲料」等誤導，將這些假「優酪乳」買回家。

②「優格」與「含乳飲料」是不同的概念，不要被一些大打「擦邊球」的含乳飲料廠商在產品名稱上將你欺騙，儘管產品包裝上用大號字標出「優酪乳」、「優格」、「優酸乳」等冠冕堂皇的產品名稱，也要細看是否在一旁標有關鍵小字：「乳製飲料」、「飲料」等，這樣你才不會花冤枉錢。

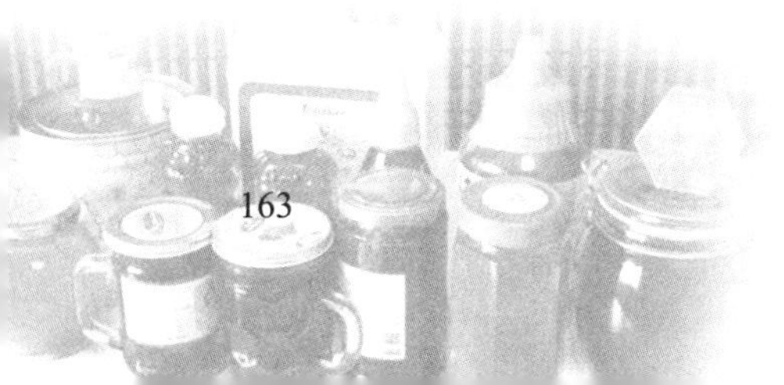

三、最佳解酒零食：山楂類零食

專家解讀

經常出外應酬的人，可在家裡備些山楂類零食。山楂類零食中所含的解脂酶能促進脂肪類食物的消化，有促進胃液分泌和增加胃內酶素的功能。

山楂類零食主要成分是山楂，醫學上認為，山楂具有消積化滯、收斂止痢、活血化淤的功效，對於飲食積滯、胸膈痞滿、疝氣血淤閉經等症有很好的療效。另外，山楂擴張血管和降壓作用也極為顯著，對增強心肌、抗心律不整、調節血脂及膽固醇含量等方面也有積極的作用。

這樣吃才健康

一般情況下，在食用山楂片、山楂糕等山楂類零食的時候，不宜一次食用過多，尤其是兒童，正處於牙齒生長更替的時期，如果長時間貪食這些山楂類食品，又不注意即時漱口刷牙，山楂中含有的糖分和酸對牙齒腐蝕極為嚴重，不利於兒童的牙齒健康。另外，由於這些食物中大多含有較高的糖分，兒童食用過多會導致沒有饑餓感，影響正餐的進食，長期如此

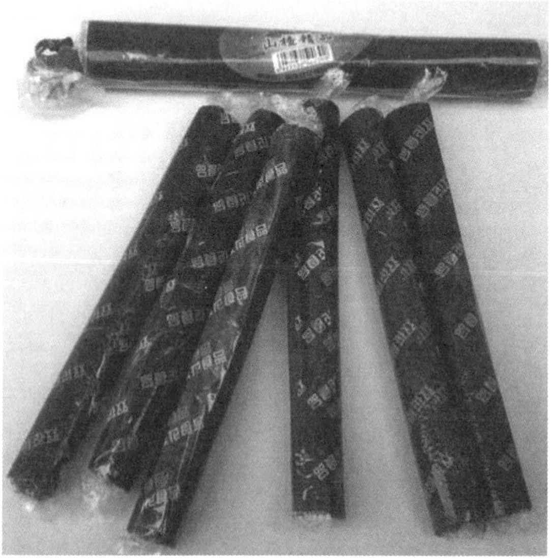

山楂類零食酸甜可口，有助消化，兒童尤為喜食。而且原料來路廣，製作比較簡便，是一項投資小、利潤大的果品。

會影響兒童對正餐營養的攝取，進而導致營養不良、貧血等。

自製小竅門

山楂粥

原料：新鮮山楂60克，粳米100克，砂糖10克。

做法：先將山楂洗淨，放入砂鍋，煎取濃汁，去渣後與淘洗乾淨的粳米及砂糖一同放入鍋內，然後加水適量，用旺火燒開後轉用小火熬煮成稀粥。每日分早、晚2次食用，宜連續食用7～10天。

功效：山楂粥有健脾胃，消食積，散血瘀的作用，可用於食積停滯、肉積不消、小兒乳食不消、冠心病、高血壓、高血脂症等病症的輔助食療。健康人食之還能達到減肥健美的作用。

除此之外，能夠解酒的零食還有很多，如將蕃茄打成蕃茄汁，蕃茄汁中含有特殊果糖，能幫助促進酒精分解，酒後可適當飲用，300毫升以上的蕃茄汁就能使酒後頭暈感逐漸消失；食用新鮮葡萄可以消除酒後反胃、噁心的不適感；晚上睡覺前自己沖一杯蜂蜜水來喝，能有效減輕酒後頭痛症狀，並且蜂蜜還有催眠作用，喝了之後就能很快入睡；將芹菜打成芹菜汁後，其中豐富的維生素B群能分解酒精，治酒後胃腸不適、顏面發紅；酒後吃上兩、三根香蕉，能增加升高血糖，降低血液中的酒精濃度，達到解酒目的，還能減輕酒後心悸、胸悶的不適症狀；喝碗小米粥後開胃養胃，達到健胃消食、防止反胃、嘔吐的功效；蘿蔔也是很好的醒酒食品，白蘿蔔能夠幫助消化，防止燒心和加快乙醛的排泄；橄欖治酒後厭食；柚子蘸白糖吃能消除口中酒氣。

健康鏈結

應酬不可避免，酒有時候又實在不能不喝，那麼就請應酬前後注意以下幾點：

一、在有酒局的前夜，可以提前補充一些維生素A、C和E，它們能保護肝臟，減輕酒精對肝臟的破壞。

二、酒間盡量控制飲酒的同時，適當增加豆製品和魚類的攝入量，盡可能多吃蔬菜，桌子上的每樣菜都盡可能吃點，不偏食、不挑食，但不要吃太多，每個菜最多不超過三筷。另外，可以點一些對肝臟有好處的菜，如糖醋類的菜最適合喝酒的時候做佐酒菜，糖醋魚、糖醋豆芽、糖藕片、糖醋茭白等都是不錯的選擇，除此之外，豆芽、松花蛋、家常豆腐、清燉雞、黑木耳等菜也不妨食用一些。

三、即時給身體補充水分，尤其是喝了酒回家睡覺之前，先喝一大杯白開水方可入睡，否則身體容易出現脫水。但不要用茶水來解酒，因為茶中鞣酸會阻礙食物中鈣、鐵的吸收，不利於身體健康。

四、第二天醒來要多喝白開水或果汁，這樣有助於平衡血糖，恢復體內的水分含量。

5 熬夜，零食幫你挽救損失

別人熬夜，可能是為了做越夜越瘋狂的夜店女王，或是為了網路暢遊衝浪，或是在電視機前體驗世界盃的緊張刺激，最辛苦的是我們上班族，白天擠車上班，晚上還要熬坐窗前埋頭苦幹，原本就三餐難規律，競爭壓力又大，「四十歲前拿命換錢，四十歲後拿錢換命。」並非言過其實。

夜店女王也好，網路衝浪也罷，不管是哪種熬夜，其實都是等於在透支自己的身體健康，「熬夜族」當不得，熬夜會使你——

皮膚變糟糕

皮膚在晚上10點到11點會進入晚間保養狀態，如果長時間熬夜，人的內分泌和神經系統的正常循環就會失調，皮膚就會變得乾燥、缺少彈性和光澤，痘痘、暗瘡、斑點等是不請自來。

腦袋變笨

由於打亂生活規律，熬夜者在夜晚精神興奮，這樣白天就會出現頭昏腦脹、無精打采、注意力不集中、記憶力減退、反應遲鈍、健忘以及頭暈、頭痛等問題。時間久了，還會出現神經衰弱、失眠等可怕問題。

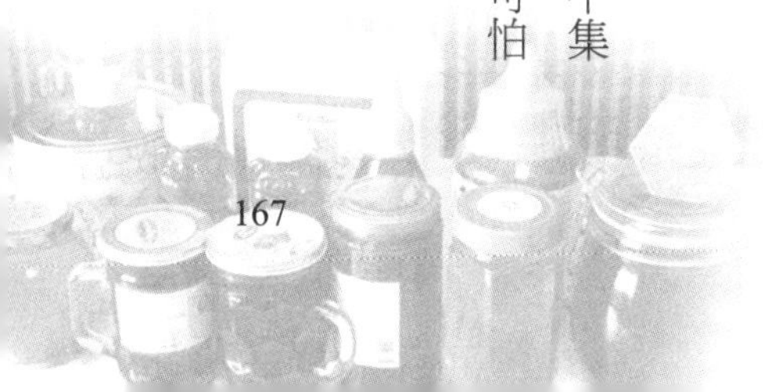

受到疾病侵擾

長時間熬夜後，人體就會疲勞不堪，身體抵抗力也隨之下降，感冒等呼吸道疾病、胃腸道等消化道疾病也都會找上門來。更嚴重者，尤其是30歲至45歲的中青年人，還因為作息不規律，陪客戶吃飯，暴飲暴食，睡眠不足，精神過度緊張，加上經常熬夜、加班，引發「過勞死」的危險。

所以，如果實在不得不熬夜的話，就要為備戰熬夜準備好以下幾種小零食：

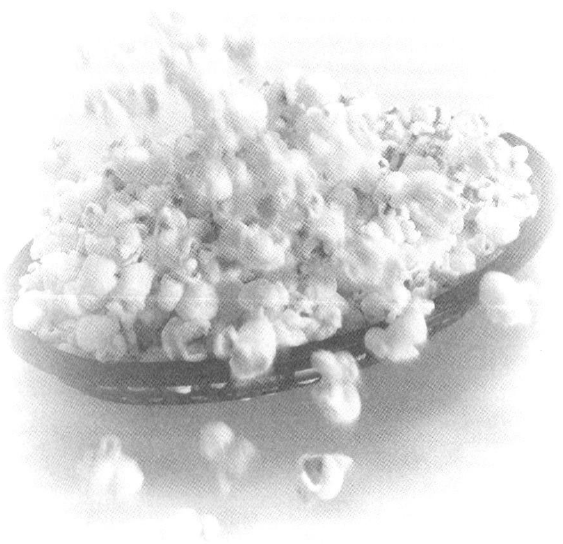

一、最佳貼心零食：花生

專家解讀

深夜，萬籟俱寂，你一人獨戰挑燈埋頭苦幹，不免寂寞和疲倦悄上心頭。抓一把花生米，或煮好的水煮花生，或者連生的都可以，抬起頭，舒展一下身體，撮幾粒花生放在嘴裡，寂寞盡消，疲乏盡逝，這深夜的燈下多了一份花生獨有的濃香，也幫你驅走一些寂寞孤單和疲倦。花生裡含有豐富的蛋白質、維生素Ｂ、維生素Ｅ、鈣和鐵等礦物質以及植物油，而膽固醇的含量很低，對恢復體能有特殊的功效。同時還有助於增強大腦記憶力，延緩腦功能衰退，滋潤皮膚，抗衰老，養顏美容的作用，更是有助於防治動脈硬化、高血壓和冠心病。

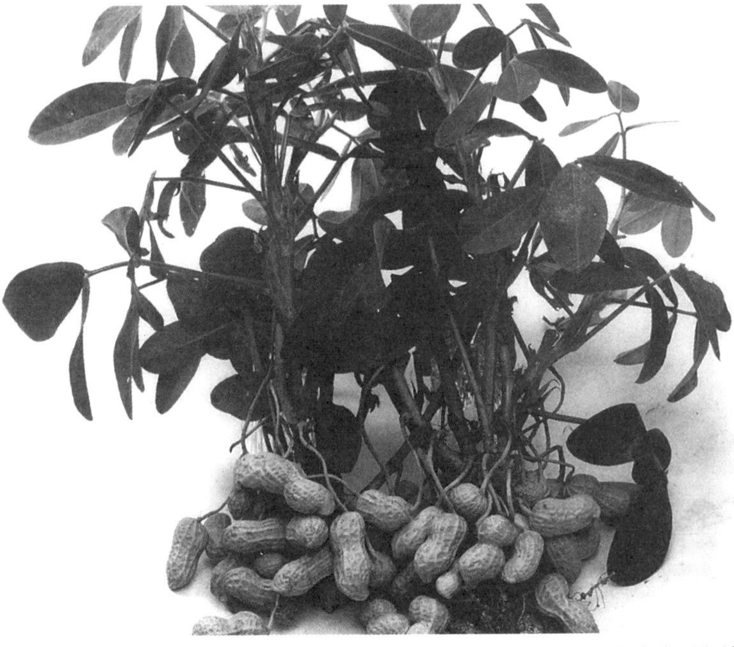

花生在民間有「長生果」的美譽，這是因為花生對滋養補益、延年益壽方面有特效，其營養價值可與雞蛋、牛奶、肉類等一些動物性食物媲美，花生也因此和黃豆被人們譽為「植物肉」、「素中之葷」。

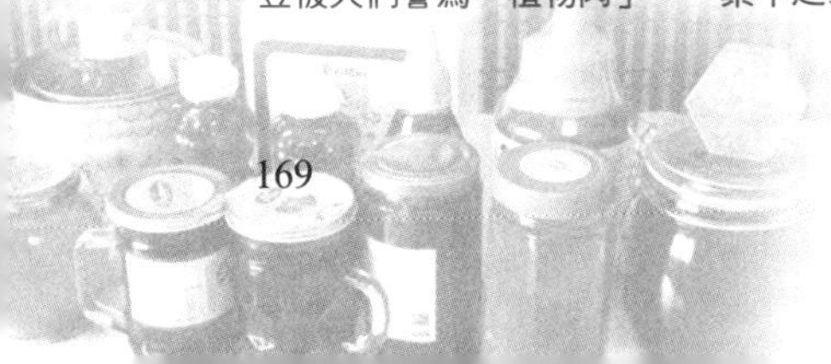

這樣吃才健康

①膽病患者不宜食用花生，因為花生含油脂多，消化時需要多耗膽汁，加重膽病患者的病情；患血黏度高或有血栓的患者不宜食用花生，因為花生能增進血凝，促進血栓形成。

②吃花生的時候，很多人喜歡將花生外包裹的紅衣搓掉，其實這樣做好可惜，因為花生的紅衣具有很高的營養價值，如果將花生連皮與紅棗配合使用，就會有補虛止血的作用，最宜於身體虛弱的出血病人食用。

③如果花生發生黴變，千萬不要再食用，因為黴變的花生中含有大量致癌物質——黃麴黴素。

自製小竅門

水煮花生米

原料：生花生仁500克，花椒、大料、肉豆蔻各5克，薑3克，鹽30克。

做法：將花生米揀淨，用溫開水泡在盆內約兩小時後撈出，鍋內加水上火，放入精鹽、花椒、大料、肉豆蔻、薑等料，然後放入花生米煮熟，連湯倒入盆內，吃時撈出裝盤。

功效：這樣的水煮花生米不僅五香味濃，十分可口，而且水煮花生保留了花生中原有的植物活性物質，對防止營養不良，預防糖尿病、心血管病具有顯著作用。尤其是花生所含的β-穀固醇，對防治大腸癌、前列腺癌、乳腺癌也有積極的作用。

二、最佳貼心零食：決明子茶

專家解讀

大多數「夜貓族」在熬夜的時候，都會選擇一些飲品陪伴，有的為了提神醒腦會選擇一些咖啡或濃茶或碳酸飲料，進而保持工作效率。但是，這些不恰當的飲品則會影響身體健康，把熬夜的危害放大。那「夜貓族」晚間最佳選擇是什麼呢？是決明子茶！因為決明子有清熱、明目、補腦髓、鎮肝氣、益筋骨的作用，最適合用沸水沖泡，加蓋悶15分鐘後，在夜間作為提神醒腦的飲品來飲用。

決明子中含有豐富的維生素A，可防治夜盲症，有效治療視力模糊等症，而豐富的鋅元素則避免小兒缺鋅。此外，決明子茶的潤腸通便功能可以幫助你解決便祕的問題。

這樣飲用才健康

決明子藥性寒涼，具有泄瀉和降血壓的作用，所

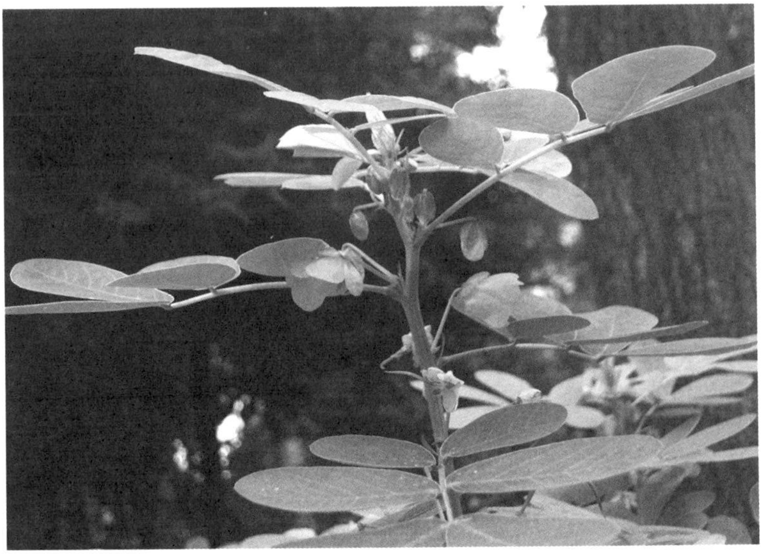

決明子又被稱為「還瞳子」，含有多種維生素和豐富的氨基酸、脂肪、碳水化合物等營養成分，常常飲用可以達到清肝明目的功效。

以脾胃虛寒、脾虛泄瀉及低血壓等患者不宜服用。此外，決明子也不宜長期大量服用，因為決明子中主要含有大黃酚和大黃素等化合物，如果長期服用容易引起腸道病變。

自製小竅門

杞菊決明子茶

原料： 枸杞子10克，菊花3克，決明子20克。

做法： 將枸杞子、菊花、決明子同時放入杯中，用沸水沖泡，加蓋，悶15分鐘後即可飲用。

功效： 此茶有清肝瀉火，養陰明目，降壓降脂的作用，對於頭暈目眩，頭重腳輕，面部烘熱，煩躁易怒，血壓增高，舌質偏紅等症狀有較好的效果。

決明子蜂蜜飲

原料： 炒決明子15克，蜂蜜30克。

做法： 將決明子搗碎，加水400毫升煎煮10分鐘，沖入蜂蜜攪勻服用。

功效： 此茶具有潤腸通便的功效，適合前列腺增生兼習慣性便祕者飲用。

三、最佳貼心零食：蔬果汁

專家解讀

晚間熬夜，時間久了不免睏倦，不妨站起身來在房間內走一走，活動下久坐僵硬的身體，然後為自己打一杯清爽的蔬果汁來補充因熬夜大量流失的多種維生素，蔬果汁可以隨意搭配，不管手頭有什麼，蘋果、胡蘿蔔、菠菜、芹菜？沒問題！將這些切成碎塊通通放在一起，然後再加入牛奶、蜂蜜、少許冰塊，用果汁機打成汁，就是營養完全而且豐富的蔬果汁。這因為配料不同而風味各異的蔬果汁，不僅給你一份味覺上的新奇，更為獨自堅守的深夜平添幾分情趣。

這樣飲用才健康

①製作蔬果汁時，最好選用兩三種不同的水果、蔬菜，每天變化搭配組合，可以達到營養物質吸收均衡，就連果蔬渣也不可錯過，攪拌均勻後配上蜂蜜。比如山藥煮熟後碾碎伴上椰奶，既香口又營

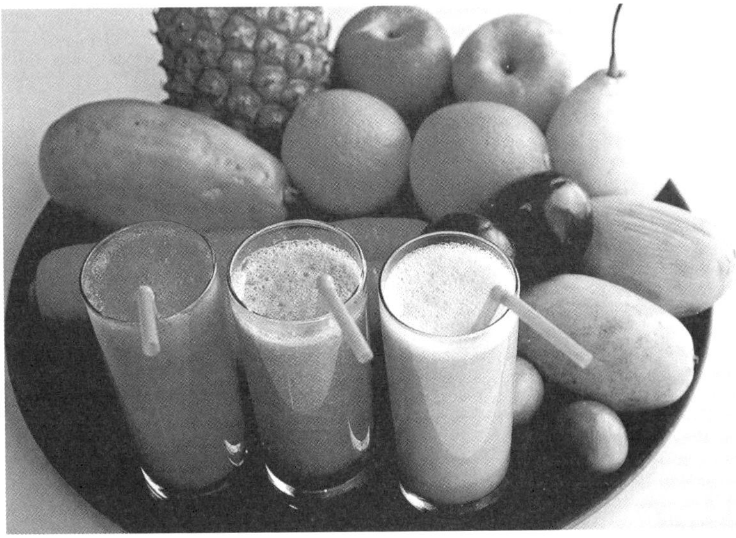

蔬果汁的製作方便快捷，對於很多上班族來說，可以節省時間，而且所含的營養物質也容易吸收。

養；還有用小黃瓜、蘋果、陳皮等做成瓜果綠調酒，很適合暖暖的春天食用，酸甜開胃。

②蔬果汁需要現榨現喝，而且並不是所有蔬菜都適合生吃，一般適合做蔬果汁的有山藥、胡蘿蔔、西紅柿、生菜、小黃瓜、蘿蔔、芹菜、香菜等等。

③在製作蔬果汁的時候，要注意一些食物的搭配，以下幾種果蔬不宜一起同食：

橘子和蘿蔔不宜同食，否則容易誘發甲狀腺疾病；

橘子和牛奶不宜同食，因為橘子中的果酸VC會與牛奶中的蛋白結合後凝固成塊，影響消化吸收，也會引起腹脹痛；

蕃茄和小黃瓜不宜同食，蕃茄中含大量維生素C，有增強機體抵抗力、防治壞血病、抵抗感染等作用。而小黃瓜中含有維生素C分解酶，同食可使其中的維生素C遭到破壞；

芹菜和小黃瓜不宜同食，道理同蕃茄和小黃瓜；

李子和鴨梨不宜同食，否則容易引起中毒；

檸檬和山楂不宜同食，否則容易影響腸胃消化功能。

自製小竅門

優酪乳蔬果汁

原料：香蕉1根，木瓜半個，優酪乳一杯。

做法：將香蕉和木瓜切成碎塊，然後加入優酪乳，用果汁機打碎出汁，就成了美味的優酪乳香蕉木瓜汁。

功效：如果加入冰塊，味道會更加獨特醇美，此汁營養豐富，而且能夠補充身體所需的很多能量。

薄荷消暑汁

原料：新鮮小黃瓜1根，豆漿500毫升，薄荷3片。

做法：將小黃瓜切成小碎塊，與其他材料一同放入果汁機打碎攪拌後，製成清涼的薄荷消暑汁。

功效：此汁有清爽的小黃瓜和薄荷摻雜的獨有味道，入口清爽怡人，是夏日消暑又解乏的美妙飲品。

除了以上熬夜零食外，在夜裡饑餓的時候可適當吃些牛肉乾、魚片等小零食，但這兩種零食都不易消化，不宜多吃，因此熬夜的時候最適合以吐司、麵包、水果、清粥、小菜來充饑；醒腦提神的飲料，除了綠茶外，不妨來點枸杞子茶，用枸杞子泡茶有解壓明目、提神醒腦的作用，是熬夜飲用的佳品。另外，白開水雖然沒有綠茶的清香、果汁的甜美，但最簡單最直白的白開水卻是「夜貓族」夜生活的必備品，因為每天多喝水能幫助我們身體即時排出毒素，但對於愛美的女性「夜貓」們熬夜的時候喝水不要過量，不然第二天就只好帶著一雙金魚眼去上班了。

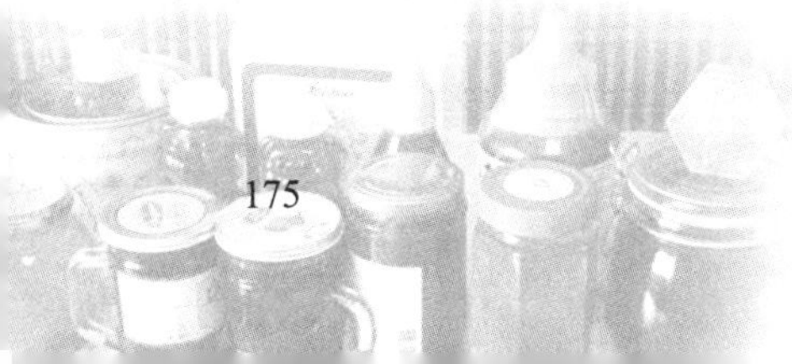

健康鏈結

熬夜時累到人睏馬乏的時候，點上一支菸提神是常有的事情，但是你可知道，熬夜時吸菸對健康的危害無異於「雪上加霜」。

由於夜貓族長時間不規律的生活習慣，常常會導致不同程度的胃腸道疾病，如果在熬夜的時候再靠吸菸來休息或提神，勢必將形成或加重胃部潰瘍。更嚴重的是，菸霧中的有害物質，在胃酸的作用下合成致癌物亞硝胺類，還容易誘發胃癌。另外，人在熬夜時腎上腺素的分泌會明顯增加，菸中的有害物質會加重危害人的心血管，使心律增快，血壓升高，增加血液黏稠度。因此，熬夜時吸菸更容易誘發急性心腦血管疾病，尤其那些患有高血壓、冠心病、血管病變的人，發病的危險性會加倍。此外，吸菸還會嚴重危害眼睛的健康，熬夜時吸菸，更容易使眼睛出現疼痛、乾澀、發脹等問題，患上乾眼症，視力驟降的機率將更大。

所以，在熬夜的時候，最好不要靠抽菸來提神，除了以上提到的零食來補充體力和提神外，晚餐也得做點準備工作。熬夜時晚餐最好少吃米飯、麵食，多吃魚類和蔬菜，並配合補充奶類及新鮮水果。

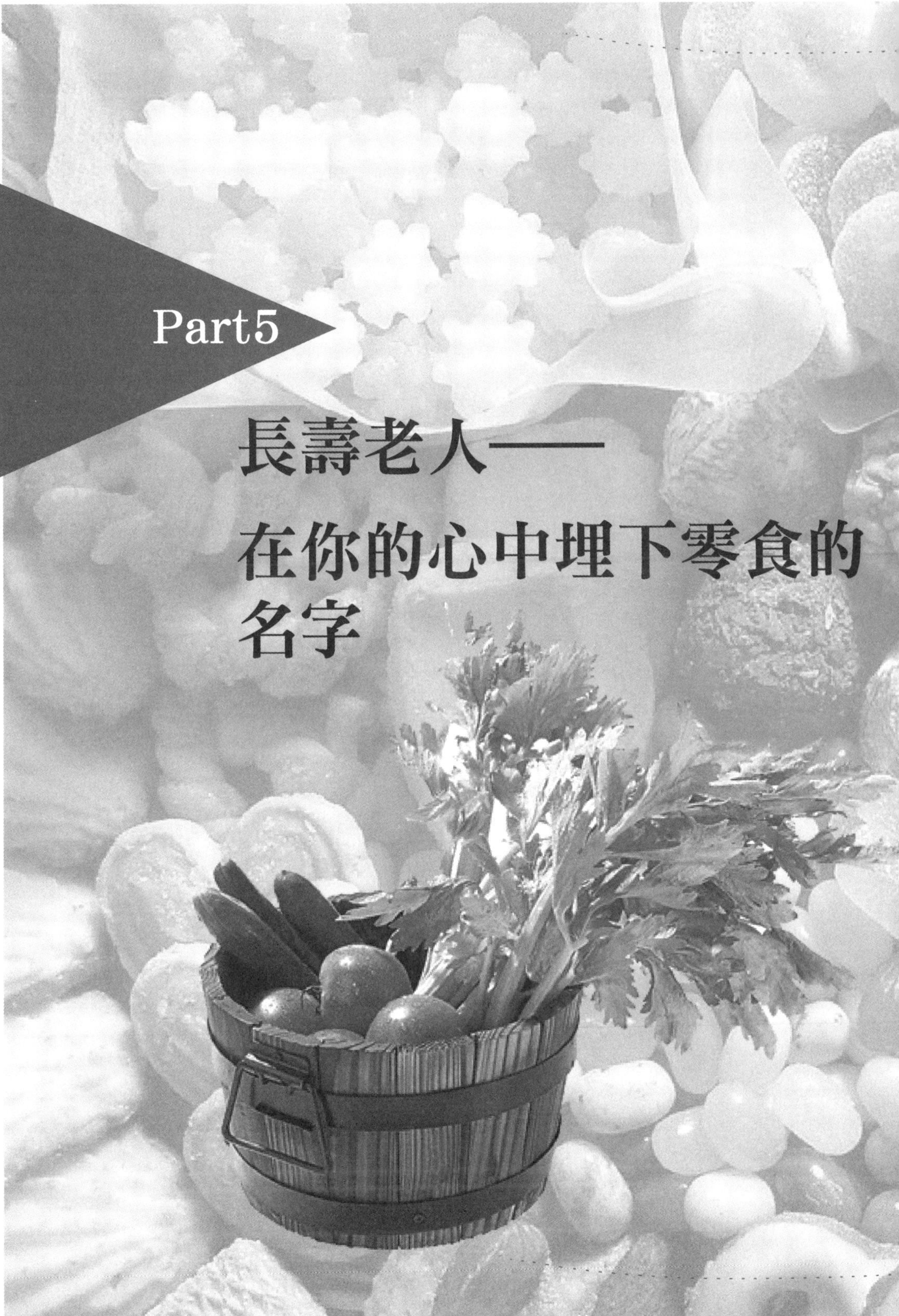

Part5

長壽老人──在你的心中埋下零食的名字

1 老年人的身體機能和飲食特點

人一旦進入40歲以後，機體形態和機能逐漸出現衰老現象，通常認為45～65歲為初老期，65歲以上為老年期。做為老年人，在身體形態和機能方面都會發生一系列的變化：新陳代謝慢，脂肪容易蓄積；骨質密度降低，容易發生骨折；蛋白質合成速度減慢；生理功能逐漸衰退。

老年人的這一系列特點，導致其在飲食方面和年輕人相比，有了很大的差別。主要表現如下：

一、消化能力變弱。人到老年以後，牙齒開始出現的萎縮性變化，出現牙齒脫落或明顯的磨損，還有的老人甚至備受牙周病、齲齒的困擾，這樣，老人就出現咀嚼障礙，進而影響對食物的消化和吸收，加上體內消化腺體也逐漸萎縮，消化液分泌量減少，這都導致老年人的消化能力下降，因此老年人更容易出現消化不良和便祕。

二、嘴裡沒味道，食慾降低。人到老年以後，舌乳頭上的味蕾數目也會逐漸減少，進而導致味覺降低，對甜、鹹、酸味的感覺變得遲鈍，因為口感的降低，老年人的食慾也因此受到影響，老年人也因此更加偏愛吃些甜、鹹、酸等口味的東西來刺激口感。甚至還有些老年人還會出現味覺、嗅覺異常。

三、容易饑餓。因為食慾的降低，老年人一次進食往往就減少了許多，加上因為機體變化，老年人肝臟轉化醣元的能力降低，醣元儲存就相對減少，這樣一來，老年人往往還不到下次吃飯的時間容易產生饑餓感，一旦饑餓時不馬上進食，就很容易出現頭暈和四肢無力等症狀。

四、容易孤獨，喜歡熱鬧。人到了老年，總愛回憶往事，由於味覺減退，開始留戀年輕時吃過的某些食物所留下的某種味道。所以許多老人開始變得「嘴饞」，愛議論吃喝，看到小孩吃東西，也想嚐一嚐。並且喜歡和全家人一同吃飯，留戀那種對熱熱鬧鬧的感覺，如果讓老人在一旁單獨吃飯，他們會覺得孤獨、淒涼，不僅食量減少，而且影響消化。

專家建議，老年人的飲食應順應身體變化，饑飽適度，少食多餐。一般每日至少進食三餐，然後再增加兩三次零食副餐。一般情況下，可這樣安排：三次主餐的間隔時間為4～6小時，一次食用不可過飽，以每餐八九分飽為度，七成飽為佳，而副餐放在主餐的中間和晚上睡前1小時進行。所吃的食物以柔軟、易消化、色香味好為佳，這樣既能引起老年人的食慾，又能照顧到老年人的消化特點。因此，飲食在烹調上應精烹細做，以軟炒、軟溜、清蒸、清燉、紅燒為主，食物應做得脆嫩，如炒得很嫩的肉絲、肉片，口味上以清淡，少吃油膩辛辣和油炸食品。

由此可知，老年人三餐以外的零食副餐馬虎不得，因為這是老年人每天補充熱量和營養物質的重要來源。

所以，如何選擇老年人適宜的健康的零食，成為老年人得以祛病健身、益壽延年的重要保證。

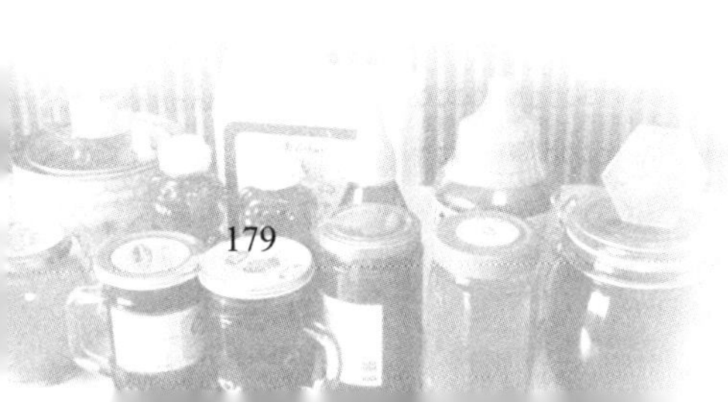

2 抗衰防老零食大盤點

衰老是人生命過程中的必然結果，隨著人們年齡的增長，機體各器官系統的生理功能和代謝過程底下產生一系列變化，導致對內、外環境的適應性逐漸降低，身體進而出現一系列非器官性疾病，如出現頭髮變白、眼睛老花、體力、精力下降，記憶力減退等現象。

如果注意飲食，則可以延緩人體衰老的步伐，達到防病祛疾、延年益壽的作用。生活中，就有許多零食具有抗衰老的作用，只要注重日常多食用，老年人同樣能達到強健體魄，延緩衰老的目的。

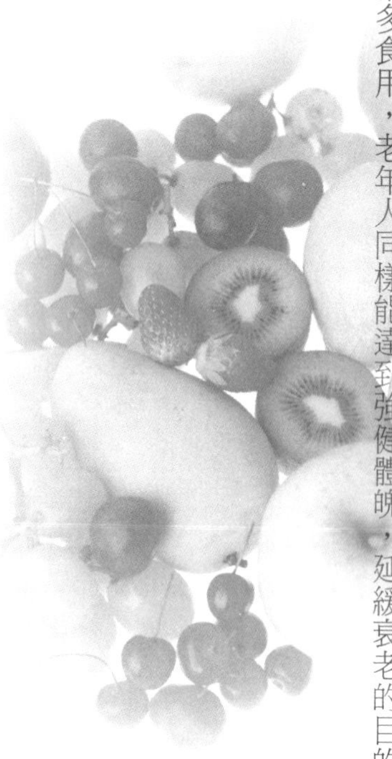

一、最佳長壽零食：開心果

專家解讀

開心果營養十分豐富，果仁內含有豐富的蛋白質、糖、維生素等，其中的維生素E元素具有很強的抗氧化效果，能增強人的體質，加強抗病能力，具有延緩衰老的作用。

醫學上認為，開心果味甘無毒，在補益虛損、溫腎暖脾、調中順氣的方面具有積極的作用，可用來治療神經衰弱、浮腫、貧血、營養不良、慢性瀉痢等症。另外，由於開心果中含有豐富的油脂，還有潤腸通便的作用，對於機體排毒也有很好的效果。

這樣吃才健康

①開心果的果仁味道酥香適口，回味無窮，不僅可以生食，還可以烤、炸、鹽醃來食用，也可以用來製作高級糕點和糖果。

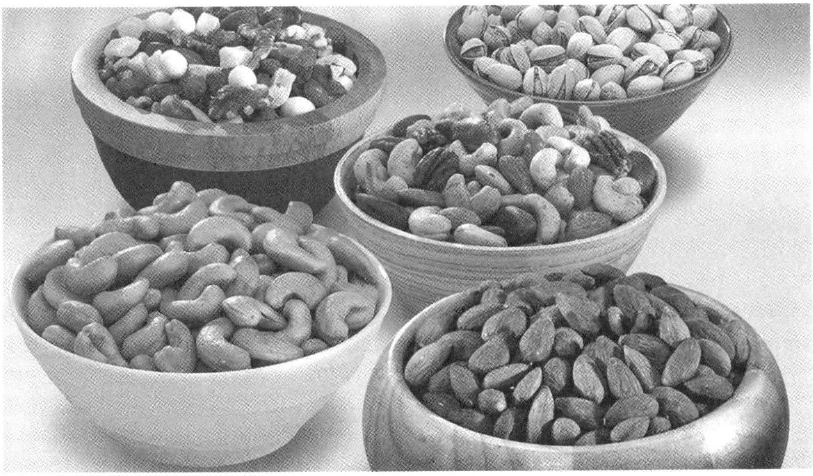

開心果又名阿月渾子、無名子，傳說西元前5世紀波希戰爭時，波斯人全靠這種阿月渾子才使軍隊精力旺盛，連打勝仗的，因此，古代波斯國國王稱之為「仙果」。

②開心果雖然好吃，但不宜食用過量，因為無花果內含有較多的脂肪，具有很高的熱量，所以對於那些減肥的人和血脂高的人應控制使用量，以每次50克左右為宜。

③開心果的果仁以綠色的為新鮮，黃色的果仁說明儲藏時間太久了，不宜食用。

選購小竅門

開心果中以紫衣、黃皮、綠仁、顆粒大而飽滿為佳品。在選購開心果的時候一定要注意，不要一味求白求漂亮，因為市面上一些看起來白色而乾淨的開心果，大都是用化學藥劑漂白而成的，食用後對人體會產生不同程度的副作用，甚至產生癌變。因此，太白的開心果不宜食用。

二、最佳長壽零食：山藥

山藥可以煮來吃，蒸成山藥餅，做成山藥麵條吃，也可以做成拔絲山藥，或者就是穿成串的冰糖山藥，做法不同味道也各異，但嫩軟清爽、滿口留香的感覺是不變的，老年人不妨在日常當作零食多吃些。

專家解讀

山藥具有很強的滋補功效，我國歷代養生家對山藥一直十分推崇，認為山藥具有健脾補肺、固腎益精、益志安神、益壽延年的功效。新鮮的山藥中含有豐富的黏液蛋白，這種黏液蛋白對人體有特殊的保健作用，對於阻止血脂在血管壁的沉澱，保持血管彈性，防止動脈粥樣硬化等方面，都有十分積極的作用。因此，老年人常

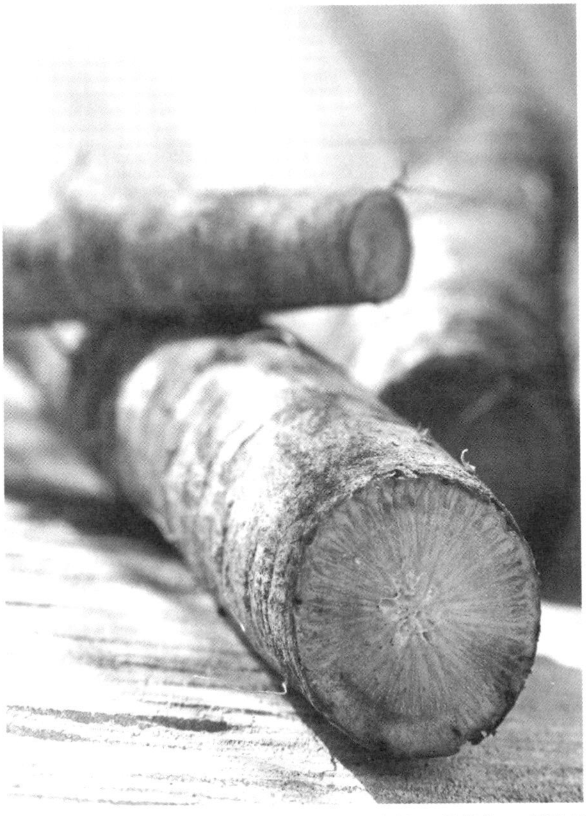

在《神農本草經》中，山藥被列為上品之藥，稱其為：「補虛羸，久服耳目聰明，輕身不饑，延年。」

吃可以防治心血管疾病。另外，山藥還有減少皮下脂肪沉積的作用，常吃山藥還有減肥瘦身的作用。

這樣吃才健康

①山藥有收斂作用，凡有濕熱實邪及大便乾結者，不宜食用；服用山藥補氣時，忌食蘿蔔，因為蘿蔔破氣，凡腫脹、氣滯諸病，也不宜食用。山藥與甘遂不要一同食用；也不可與鹼性藥物同服。

②山藥切片後，需立即浸泡在鹽水中，以防止氧化發黑。山藥鮮品多用於虛勞咳嗽及消渴病，炒熟食用治脾胃、腎氣虧虛。

③不可以生吃，因為生的山藥裡有一定的毒素。

自製小竅門

山藥麵條

原料：山藥粉150克，麵粉300克，雞蛋1只，豆粉20克，調料適量。

做法：將山藥、麵粉、豆粉、雞蛋及清水、食鹽適量放入盆內，揉成麵團，製成麵條。鍋內放清水適量，大火煮沸後放麵條、豬油、蔥、薑，煮熟後再放味精即可食用。

功效：山藥麵條具有降血壓的作用，有高血壓的老年人每星期可以吃上兩次山藥麵條，長期堅持可以達到一定療效。

溫馨提示：削山藥皮的時候，常常會導致手發癢，這時可把手擦乾，用蘋果皮或梨皮內層擦發癢的手，可立即止癢。或者在削山藥皮的時候戴上橡膠手套，也可避免手發癢。或者先把山藥洗淨，然後用開水燙下，再去皮，這時不但皮易刮，也沒有黏液而導致手發癢了。

三、最佳長壽零食：栗子糕

專家解讀

說到栗子糕，有麻仁栗子糕、玉米栗子糕、桂花栗子糕、芝麻栗子糕等多種口味，不管哪種，都脫不了栗子的甜香，成分不同功效也各一，適合老年人經常食用。

對於老人而言，栗子能維持牙齒、骨骼、血管肌肉的正常功用，可以預防和治療骨質疏鬆，腰腿酸軟，筋骨疼痛、乏力等，延緩人體衰老，是老年人理想的保健果品。

栗子可以這樣吃

①風乾栗子：將栗子懸掛風乾，每日吃15顆生栗子，吃時要細嚼慢嚥。可治老年腎虧、腰腿酸軟。

②栗子粥：取栗子10顆和大米適量，共煮成粥，粥成後加適量紅糖食用。可補腎氣、強筋骨、治腰腿無力。

③糖水栗子：取栗子板栗30顆，加水煮熟，再放適量紅糖後食用。可治病人體虛、四肢酸軟、跌打損傷、瘀血腫痛。

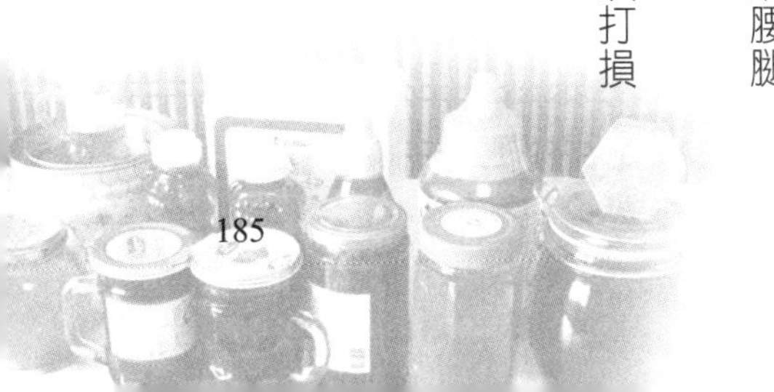

自製小竅門

桂花栗子糕

原料：栗子1千克，糯米粉200克，桂花醬250克，白糖300克。

做法：將栗子用開水浸漬5～10分鐘後剝皮、洗淨，然後將栗子切成薄片放入蒸鍋蒸熟後取出。取白糖、糯米粉與水在鍋內攪拌，置於中火上煮沸，待呈黏稠狀時關火，然後加入栗子泥和桂花醬攪拌均勻即成。

功效：桂花栗子糕營養豐富，口感鬆軟，甜度適中，栗味濃郁，桂花味香郁，老年人可自己動手製作食用。

四、最佳長壽零食：桑椹

專家解讀

桑椹具有很高的營養價值，含有多種氨基酸、維生素及有機酸、胡蘿蔔素等營養物質，其中的礦物質含量也比其他水果高出許多，是極佳的滋補強壯、養心益智的水果。在桑椹成熟的季節，老年人適當吃點桑椹，它可以幫助老年人增強胃腸的消化吸收能力，促進胃腸蠕動能力，達到助消化、促進排便的作用。另外，桑椹也是很好的抗衰老水果，桑椹中所含的豐富維生素E等物質，具有很高的抗氧化能力，它能即時清除引起人體衰老的自由基，進而延緩衰老。醫學上認為，桑椹味甘酸，性微寒，入心、肝、腎經，對於生津止渴、補肝益腎、潤腸通便、明耳目、烏鬚髮等方面都具有十分有效的作用，特別適合老年人因為血虛而造成的便祕或習慣性便祕，失眠、貧血以及脫髮或鬚髮早白患者

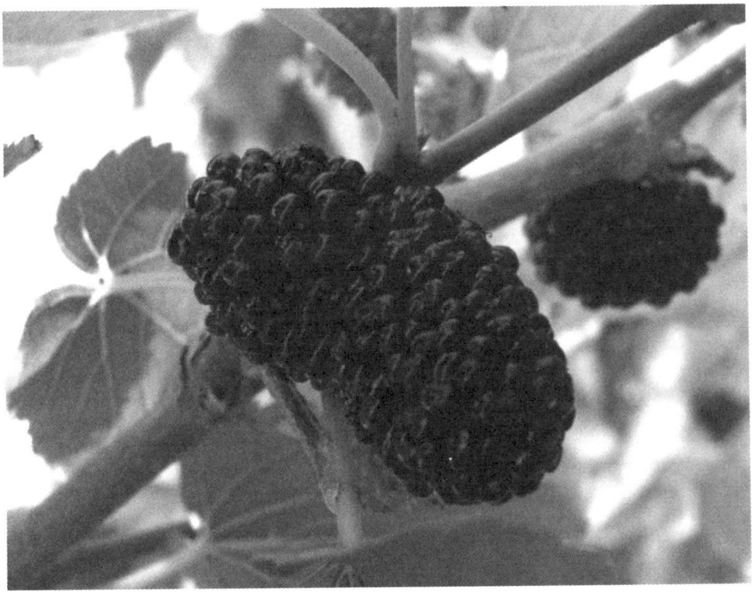

桑椹，又叫桑果，每年的4～6月正是桑椹成熟時，酸甜適口，味甜汁多，是人們喜愛的水果之一。

食用。

這樣吃才健康

①桑椹味道酸美、多汁，但是品性微寒，適量吃是不會上火的。建議每次吃20到30顆最好。

②老年人可多飲用一些桑果汁，食用一些桑椹布丁、桑椹果醬、桑椹水果沙拉等。

③兒童不要大量吃。

④脾胃虛寒，大便稀溏者不宜食用；女性經期要少吃，以防寒氣過大，肚子疼痛。

⑤煮製桑椹時以沙鍋為宜，忌用鐵鍋。

選購小竅門

桑椹一般分紫紅色和白色兩種，《本草新編》中記載：「紫者為第一，紅者次之，青則不可用。」因此，紫紅色桑椹的保健作用較白桑椹更為顯著。所以，挑選桑椹時以個大、肉厚、紫紅色、糖性足者為佳。

五、最佳長壽零食：石榴

專家解讀

對於老人來說，石榴具有健胃提神、增強食慾、益壽延年的功效，是抗衰老的佳品。因為石榴汁中含有多種抗氧化劑，這些抗氧化劑裡的化學成分多酚和其他天然化合物，都有助於減少心血管壁脂肪堆積的形成，阻礙動脈粥樣硬化，從根本上防禦心臟病。

石榴中還含有多種氨基酸和微量元素，具有很多種保健功效，如助消化，抵抗胃潰瘍，軟化血管，降血脂、血糖和膽固醇等，因此冠心病和高血壓患者可放心食用。不僅如此，石榴還具有清熱解毒、平肝、補血等功效，黃疸性肝炎的病人吃了後，幾天之內就可以退掉黃疸，另外，哮喘疾病患者、心悸心慌的患者也頗適宜。對飲酒過量者，吃顆石榴能達到解酒的奇效。

這樣吃才健康

① 石榴不宜多食，否則會損傷牙齒，還會助火生痰，每天以剝出的石榴粒150克左右為宜。

② 由於石榴一般較酸，不宜空腹食用石榴，最好在晚飯之後

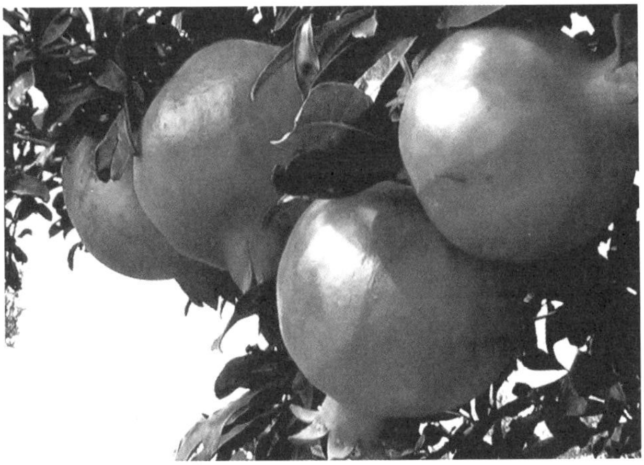

石榴因其色彩鮮豔、子多飽滿，常被用作喜慶水果，象徵多子多福、子孫滿堂。成熟於中秋期間，是饋贈親友的喜慶吉祥佳品。

1小時吃，或者在兩餐之間食用。吃石榴時不宜與蕃茄、螃蟹同食。

③吃石榴不能只吃石榴汁，最好把石榴籽的種子也要一起食用，因為從石榴種子裡榨取的多聚不飽和油中，其石榴酸的含量高達80%，石榴酸是一種具有獨特功效的抗氧化劑，可以幫助抵抗人體炎症和氧自由基的破壞，增強人體的抗病能力，進而達到強身健體的功用。

④便祕者、尿道炎患者、糖尿病者、實熱積滯者不宜食用；患有痰濕咳嗽，慢性氣管炎和肺氣腫等病如咳嗽多痰、痰如泡沫的患者，以及有實邪及新痢初起者，應忌食石榴。

選購小竅門

果形端正，果皮光亮而果嘴外張的，多為酸石榴；而果形不規整，果皮粗糙和果嘴閉合的，則多為甜石榴。

抗衰老的食物有很多，如烏梅，屬於鹼性食品，當之無愧的優秀抗衰老食品；黑葡萄也是很好的抗衰老水果，早在宋代《備用本草》中就有這樣記載：「主筋骨，溫脾益氣，倍力強志，令人肥健，耐饑忍風寒，久食輕身，不老延年，可作酒，逐水利小便」；黑加侖，又名黑穗醋栗、黑豆果，也是抗衰老效果極佳的食品；老年人也可以適當吃些紅糖，因為紅糖中有一種叫做「糖蜜」的多醣，是一種較強的抗氧化物質，對於抗衰老有明顯的作用。另外，老年人可服用花粉飲料，如蘋果、山楂、蕎麥、槐花的花粉等，如果長期服用，能提高人體免疫功能，增強對疾病預防的能力，延緩衰老。日常生活中可以抗衰老的食物，還有芝麻、優酪乳、杏乾、杏仁、大棗、龍眼、海參、蘿蔔、核桃、松子等食品。

健康鏈結

中國自古以來，就有人認為，素食有益於養生。明代科學家萬全在所著的《養生四要》裡就提出，素食可以使人的體魄、精神處於最佳狀態。因此很多老人就喜歡吃全素食，葷食一點都不沾。

但是，現代科學家卻並不提倡老年人終年全素食。首先我們就不得不先說一下人體所必需的錳元素，人體之所以會出現衰老症狀，如頭髮變白、牙齒脫落，或患上骨質疏鬆及心血管疾病，這都與錳元素的攝入不足有關。人體如果缺少錳元素，骨骼就不能正常發育，還會引起渾身乏力、周身骨痛，出現駝背，容易骨折等疾病。另外，錳元素缺乏還會影響智力，缺錳會出現思維遲鈍、感覺不靈等。而這個對人體非常重要的錳元素，雖然在植物性食物中也有，動物性食物裡面也有，但是，植物性食物中所含的錳元素不易被人體吸收，相對而言，動物性食物中所含錳元素更容易被人體吸收，所以，吃肉也就成為人體攝取錳元素的重要途徑。

因此，老年人如果全年素食，勢必容易造成錳元素攝入不足，導致身體出現各種疾患。所以，老年人最好養成什麼都吃的習慣，不管是素食還是肉食樣樣都吃，不挑食，並且經常變換吃不同的食物，只有這樣才能有助於老年人保持營養平衡，進而達到健康長壽的目的。

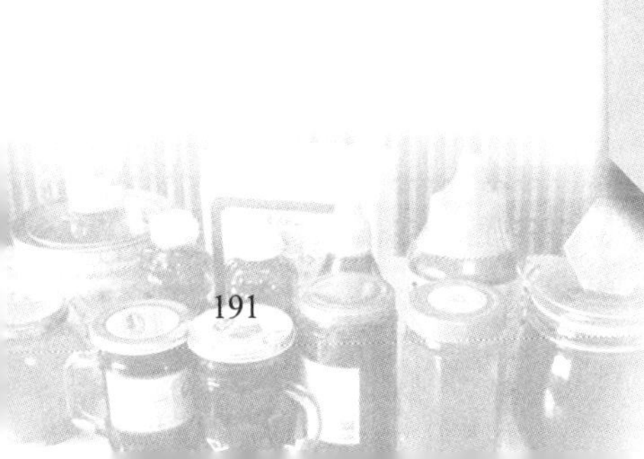

3 長壽老人的零食日誌

早上10：00

老人一般睡眠較少，早晨很早便醒來，因此早餐也吃得比較早。然後出門散散步，活動活動，由於早餐距離午飯時間較長，並且早起後飯量往往也不大，加上一早的晨練等活動，往往上午10點左右的時候，有些老人就會感到渾身乏力，這是因為老年人的身體機能退化、營養供應不足的表現，因此這個時候老年人應當進食一些零食，即時補充身體熱量，滿足身體營養的需要。但做為早餐和午餐之間的補充，不宜食用過多，以不影響午飯的胃口為標準。

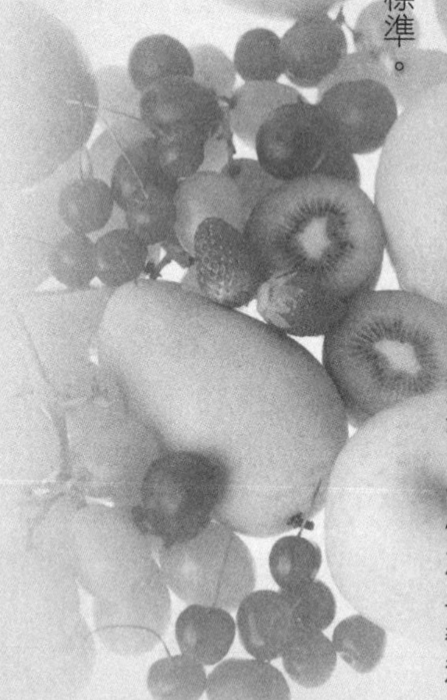

一、最佳關愛零食：橘子

專家解讀

秋冬季節，市面上會有大量的橘子上市，此時老年人不妨在上午的時候吃一個橘子當零食，橘子營養十分豐富，既能補充身體熱量，也能滿足身體的營養需求。

柑橘類水果有很好的保健效果，其中豐富的維生素C、類胡蘿蔔素和黃酮類化合物，經常食用可使中風的發病率降低19%，能預防心血管疾病、肥胖及糖尿病等疾病。同時，橘子也是一種很好的抗癌食品，經常食用可使口腔、咽喉、胃等部位的癌症發病率降低一半，並且越甜的橘子抗癌效果越好。

這樣吃才健康

①橘子營養十分豐富，尤其是維生素C的含量十分豐富，一般情況下，食用1個橘子就滿足人

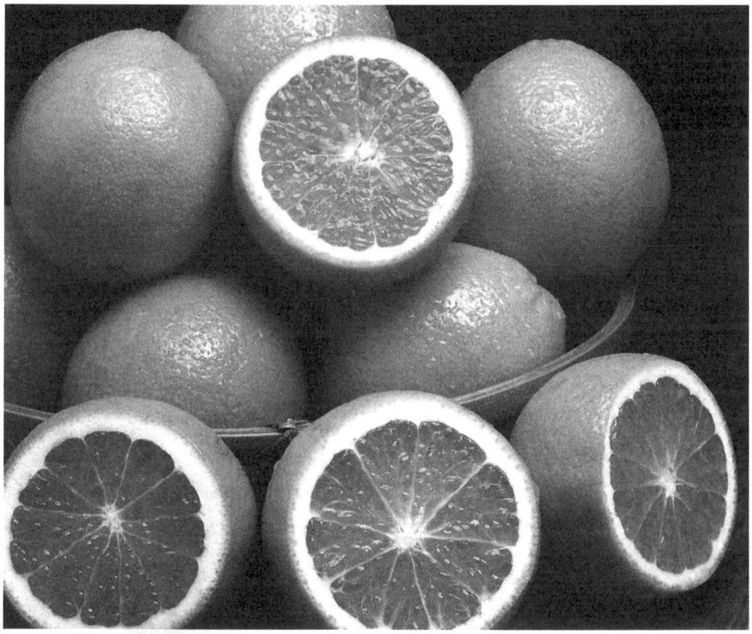

橘子色彩鮮豔、酸甜可口，是秋冬季常見的美味佳果。

體幾乎每天所需的維生素C，另外，橘子中還含有豐富的維生素A和胡蘿蔔素，具有潤澤皮膚和保護皮膚的作用，尤其對於冬季皮膚乾燥和皸裂有一定療效。

②橘子不宜多食，多吃易上火，會出現口舌生瘡、口乾舌燥、咽喉乾痛、大便祕結等症狀，嚴重者可導致「橘子病」。所以，每天吃橘子不宜超過3個。另外，也不宜空腹吃橘子，否則容易引起胃脘部疼痛。

③橘皮曬乾後，即成中藥「陳皮」。具有理氣調中，燥濕化痰的功效，用於治療脾胃氣滯，濕阻中焦及痰濕咳喘等症；橘皮的外層紅色部分稱「橘紅」，具有散寒解表，行氣寬中，燥濕化痰的功效，用於治療外感風寒，咳嗽痰多等症。橘子內的白色筋絡稱「橘絡」，具有通絡化痰，順氣活血的功效，用於治療痰滯經絡、咳嗽胸痛等症。橘子內的核稱「橘核」，具有行氣、散結、止痛的功效，用於治療疝氣、睾丸腫痛及乳房結塊等症。

選購小竅門

①看外觀。新鮮、成熟的橘子從外觀上來判斷，一般表皮色澤鮮亮，顏色呈閃亮的橘色或深黃色，對於那些看起來表皮過於成熟的蒼黃色，或是青澀的綠色，或表皮上有孔的橘子，不宜購買。

②用手捏。用手輕捏橘子的表皮，新鮮的橘子皮會上冒出一些特有的橘油，反之，不新鮮的橘皮則不會有橘油。

③聞香氣。拿起橘子來聞一聞，汁多味美、成熟新鮮的橘子，會有橘子特有的橘香味，反之，如果聞起來沒有香味或有異味的，則不是新鮮橘子，不宜購買。

二、最佳關愛零食：糯米糕

專家解讀

醫學上認為，糯米是一種溫和的滋補品，中醫典籍《本草經疏論》裡這樣描述糯米：「補脾胃、益肺氣之穀。脾胃得利，則中自溫，力便亦堅實；溫能養氣，氣順則身自多熱，脾肺虛寒者宜之。」所以，糯米具有健脾暖胃、補血、補虛、止汗等功效，對於脾胃虛寒所致的食慾不振、反胃、泄瀉，以及氣虛引起的氣短無力、出虛汗、妊娠腹墜脹等症，都有較好的療效。

老年人由於消化能力下降，食慾降低，適當吃些糯米糕有助於開胃，刺激食慾。另外，由於糯米能夠補養人體正氣，吃了後會周身發熱，冬天裡老年人怕冷，食用一塊熱熱的糯米糕還會達到禦寒、滋補的作用。

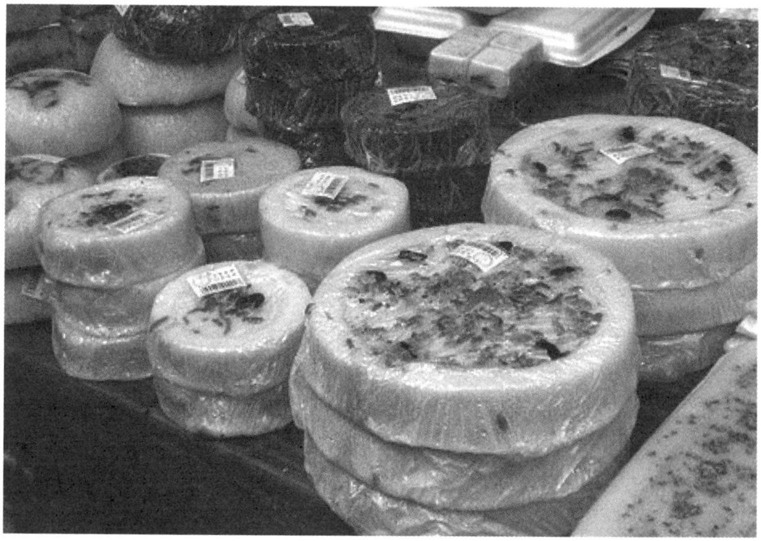

糯米糕以其香氣濃郁、細膩黏滑、口感勁道、香甜適口的特點，受到人們的喜愛，老年人也不妨經常食用。

這樣吃才健康

①用糯米、杜仲、黃芪、杞子、當歸等釀成的「杜仲糯米酒」，飲用後有壯氣提神、美容益壽、舒筋活血的功效。

②用糯米、紅棗適量煮粥食用，可治由陽虛導致的胃部隱痛。

③用糯米、蓮子、大棗、山藥一起煮粥，熟後加適量白糖食用，可治脾胃虛弱、腹脹、倦怠、乏力等。

④用糯米酒煮沸後加雞蛋煮熟後食用，可治由脾胃虛導致的腹瀉、消化不良等。

⑤由於糯米黏滯、難於消化，所以糯米糕一次不宜食用過多，一次以50克為宜。兒童或病人不宜食用。

自製小竅門

糯米棗糕

原料： 糯米500克，棗泥餡250克，白糖100克，清水500克。

做法： 將糯米用清水淘洗乾淨，加入清水蒸成糯米飯。將蒸好的糯米飯倒在濕潔布上包住，蘸以涼水，反覆揉搓，使米飯變成泥狀。揪一塊麵團，壓扁，包入適量棗泥餡做成小圓餅形狀，投入熱油鍋內炸至金黃色撈出。食時放盤內撒上白糖即可。

除此之外，老年人上午還可食用些蘋果、香蕉、奇異果、綠豆糕、豆沙包等食物，來滿足身體營養的需要。

下午16：00

由於晚上老人失眠時間少，一般上午的活動量又大，因此午飯過後，老年人應當午休半個小時為宜。下午3點左右就可以進食一些零食了，因為老年人消化能力變衰弱，加上中午吃飯七八分飽，下午加餐進食一些零食才能更好地補充所需營養。但也不宜吃得過多，基本上控制在20克左右就可以了。

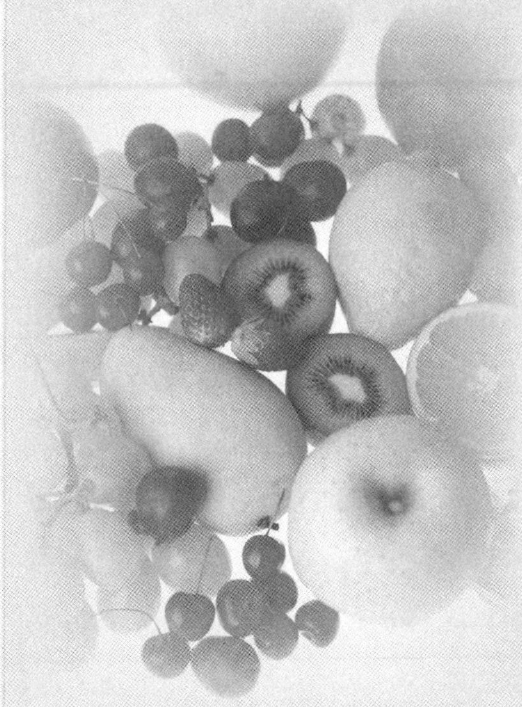

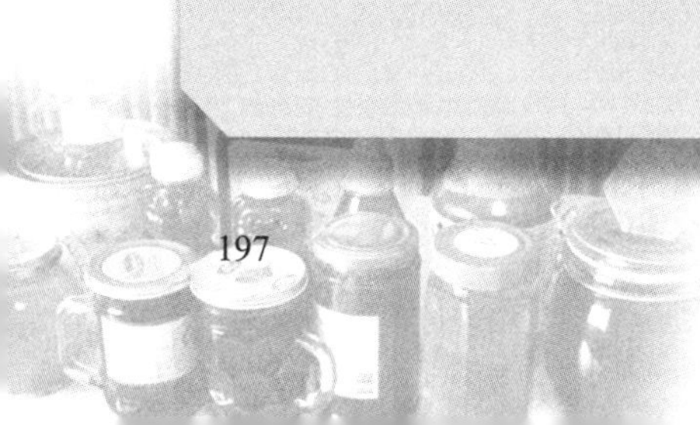

一、最佳關愛零食：水煮花生

專家解讀

民間有「長生果」之稱的花生，最適合老人下午饑餓的時候食用，因為花生長於滋養補益，有助於延年益壽。水煮花生鹹香酥軟，好咀嚼，用手捏的時候，會有水從花生殼裡滋出來，老年人在長長的下午一粒粒捏著吃，粒粒花生粒粒香甜，既產生了飽足感，又解除了老年人的寂寞心情。

從營養方面來看，油炸花生不適合老人食用，油炸的花生油脂過高，營養流失也嚴重；生食也不可取，因為在花生生長過程中，會感染致癌物質——黃麴黴菌毒素，容易誘發肝癌，黃麴黴菌毒素在炒製的過程中也無法被完全破壞。因此，老年人最好食用水煮花生，因為黃麴黴菌毒素有水溶性，如果煮來吃，基本能把黃麴黴菌毒素濾掉。並且水煮的花生不溫不火、口感潮潤、入口好爛、更容易消化，營養流失也最小，最適合老人食用。

二、最佳關愛零食：核桃仁

專家解讀

核桃仁裡的蛋白質和不飽和脂肪酸，對於老人來說，不僅不會升高膽固醇，還能減少腸道對膽固醇的吸收，尤其適合高血壓、高血脂和冠心病的老年人食用。另外，核桃健腦、增強記憶力和延緩衰老的功效，對老年人也是福音。

人老了，時光也變得緩慢，特別是漫漫拉長的下午，怎麼也過不完。老年人不妨拿幾個圓鼓鼓的核桃，找來小錘子，戴上老花鏡，按住核桃輕輕地敲打，仔細地把整個核桃敲打一遍，然後把碎了的核桃皮剝下來，技術好的老人能保持核桃仁是完整的！然後每天下午敲打4～5個核桃食用，細細品嚐，越嚼越香，不僅增加樂趣，消磨時光，還能健腦、增強記憶力，延緩衰老、益壽延年呢。

核桃另類保健

對於老人來說，核桃不僅可以用來食用，還可以用來玩，一手握兩個核桃不停地活動，可以治療手顫。醫學上認為，人的手掌內有手少陰心經、手太陰肺經和手厥陰心包經，而這些經脈又透過各種聯繫與全身經脈相通。適當進行手心的按摩，有調節臟腑和全身保健的作用。

所以，日常生活中，老年人不妨手握兩個核桃玩，長時間透過核桃在手掌心的運動，可以讓大腦皮質興奮，防止老年人常見的大腦萎縮，促進健康的腦組織去取代已出現問題的病灶，加強腦細胞的生長。

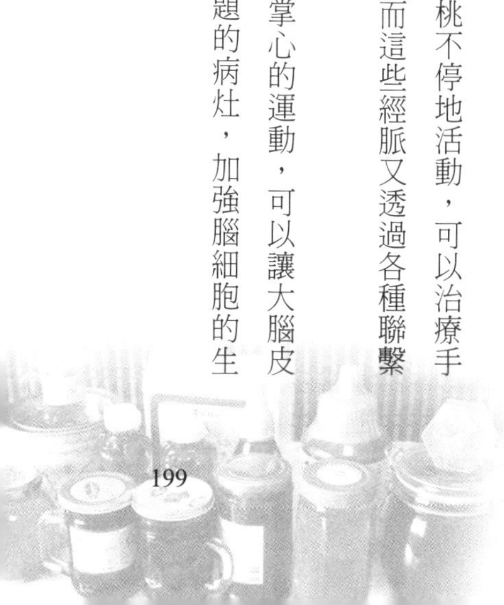

選購小竅門

外觀上色黃、個大、油多、表面光潔、刻紋淺少的為好，大小不均勻，殼面毛粗的為次。打開殼後，核桃仁以肥大豐滿、質乾、色澤黃白淨為好，色澤暗黃、褐黃的品質為次。

一些有豐富營養和熱量的種子類零食，也是下午的不錯選擇，如適量的葵花籽、南瓜子、瓜子、松子、榛果、腰果等。

睡前20分鐘

對於年輕人來說，睡前吃零食容易發胖和影響腸胃功能，但對於老年人來說，睡前十幾分鐘吃點零食，不僅可以補充必要的營養，而且還可以促進睡眠。但應注意，睡前的零食應選擇易消化的食物，並且少而精，否則容易造成腸胃負擔，影響睡眠。

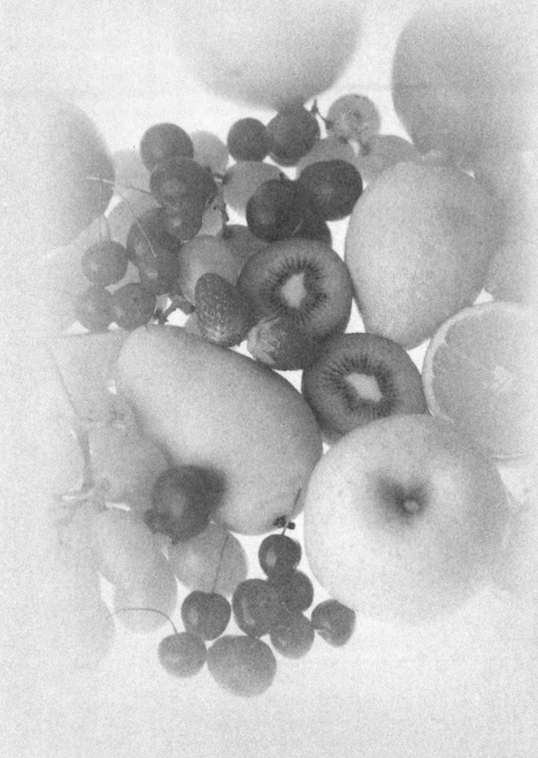

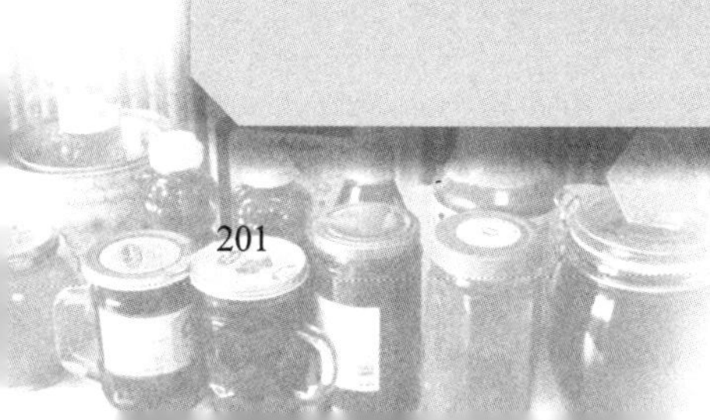

一、最佳助眠零食：藕粉

專家解讀

藕粉是以老藕為原料加工而成的粉末，這樣食用就變得十分方便，只要用開水沖調即可食用。原本生藕屬於性味甘涼的食物，但經過加工成藕粉後其性也由涼變溫，所以，藕粉具有養血、除煩等功效，對於因為血虛而引起的失眠有較好的療效。所以，老年人在晚上睡前沖泡一小碗藕粉飲用，可以達到非常好的安神助眠作用。

這樣飲用才健康

①一般人均可食用，老幼婦孺、體弱多病者尤宜；特別適宜高熱病人、吐血者、高血壓、肝病、食慾不振、缺鐵性貧血、營養不良者多食用。

②藕粉含澱粉過多，而且多數藕粉都極甜，不宜過多食用，糖尿病患者、肥胖者更應少食。即沖即食型藕粉，無需用溫開水預調，沖入開水

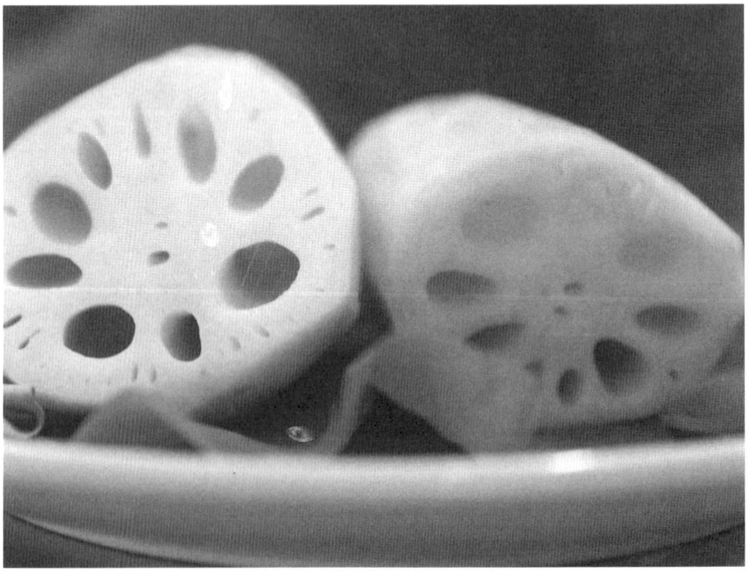

蓮藕是久負盛譽的傳統滋養食品，蓮藕粉營養價值高，藥療作用也好，味道鮮美，老少皆宜。

後，攪拌至半透明狀即可食用。

選購小竅門

藕粉在常態下為白色或微紅色，無味粉末，用開水沖調後，呈藕紅色半透明膠狀，聞起來有一股淡淡的蓮藕固有的清香味。如果呈透明白色、或鴨蛋清色、或淡黑色，則說明是假冒偽劣產品。

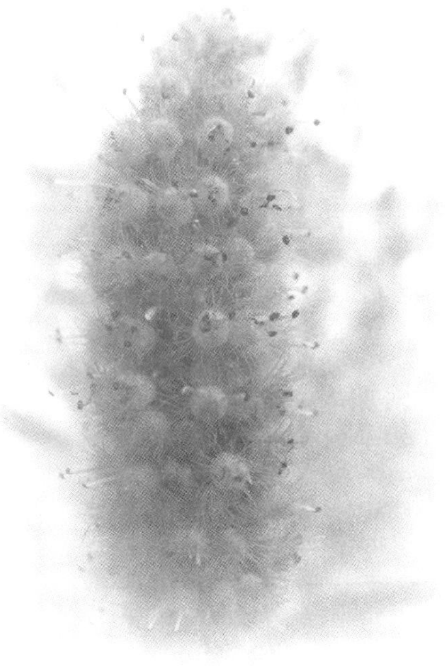

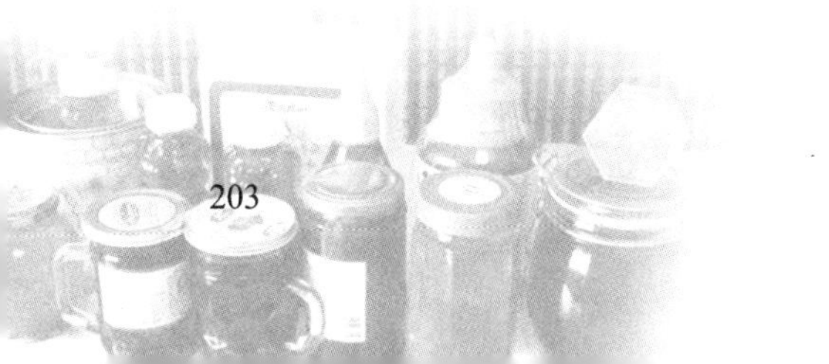

二、最佳助眠零食：熱牛奶

專家解讀

牛奶不僅營養豐富，也是有助睡眠的食物，因為牛奶中含有兩種催眠物質：色氨酸和肽類，其中色氨酸能促進大腦神經細胞分泌出神經遞質——五羥色胺，五羥色胺有使人昏昏欲睡的作用，而肽類則有調節人體生理功能的作用，其中的「類鴉片肽」可以和人的中樞神經結合，發揮出類似吸食鴉片一般地使人麻醉、鎮痛的作用，進而解除人體疲勞，讓人感到全身舒適，有利於迅速入睡。因此，對於老年人來說，在睡前喝杯熱牛奶，可有助於睡眠。

除了有助睡眠外，牛奶更是老年人最佳長壽食品。因為牛奶含有人體所必需的一切營養成分，不管這些營養成分從品質上來說，還是從構成比例上來說，都適合人體需要，並且利於人體吸收，人體對其利用率也高，尤其適合消化能力減弱的老年人食用。另外，牛奶中含有的乳糖能促進腸道內有益乳酸菌生長，有利於老人對鈣和其他礦物質的吸收，對防治骨質疏鬆有積極作用。

這樣飲用才健康

① 當採用微波爐加熱牛奶的時候，時間不宜過長，否則容易造成牛奶營養成分的流失，並且時間越長營養流失就越嚴重，因此用微波爐加熱1分鐘左右即可。加熱的同時要注意牛奶的外包裝上有無註明「可用微波爐加熱」的字樣，如果沒有，就不要直接把袋裝奶放進微波爐加熱。可以先將牛奶倒入微波爐專用的容器內再加熱。

②如果用瓦斯爐加熱的話，時間也不宜過長，一般情況下，一杯約250毫升的牛奶，通常是70°C的高溫煮3分鐘，60°C煮6分鐘即可。

③如果用開水燙奶，建議用100°C以下的開水燙溫奶袋，只要使牛奶溫熱即可。

④牛奶雖好，但因為含有大量的乳糖，所以中老年人在喝牛奶的時候要注意，比如患有慢性腸炎、慢性消化道潰瘍及胃腸功能紊亂的人，就不宜喝牛奶。還有，對乳糖的耐受性較差的人，喝牛奶容易引起腹瀉，因此也不宜多喝牛奶，可用豆奶代替。

自製小竅門

牛奶粥

原料：鮮牛奶250毫升，大米60克，白糖適量。

做法：先將大米煮成半熟，去米湯，加入牛奶，文火煮成粥，然後加入白糖攪拌即成牛奶粥。

功效：牛奶粥有補虛損，健脾胃，潤五臟的作用。最適用於虛弱勞損、氣血不足、病後虛羸、年老體弱、營養不良等症。

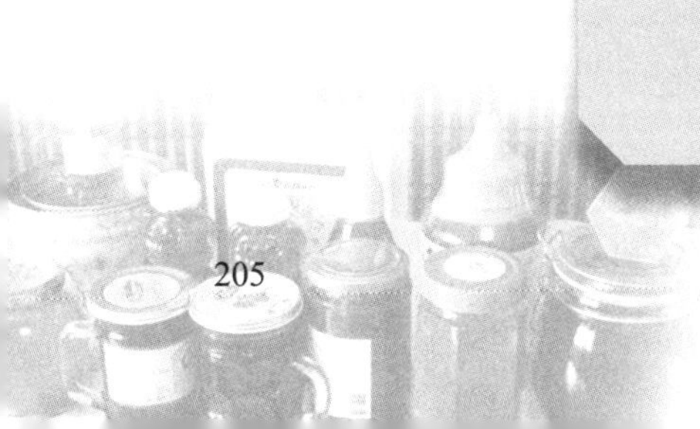

三、最佳助眠零食：蓮子茶

專家解讀

蓮子是蓮的成熟種仁，醫學上認為，蓮子歸脾、腎、心經，有養心安神、健脾止瀉、益腎固精的作用。對虛煩驚悸、失眠不寐、脾虛泄瀉、食慾不振、腎虛遺精等症十分有效。《本經》稱蓮子「主補中，養神，益氣力」，《本草綱目》稱蓮子「固精氣，強筋骨，補虛損」。並且蓮子還有益壽延年的作用，如《本草拾遺》稱蓮子「令髮黑，不老」。

現代科學研究證明，蓮子除含有多種維生素、微量元素外，還含有荷葉鹼、金絲草甙等物質，對治療神經衰弱、慢性胃炎、消化不良、高血壓等病症有效。

這樣飲用才健康

①蓮子心味苦、性寒，清心祛熱作用較大，蓮子茶應適量飲用。

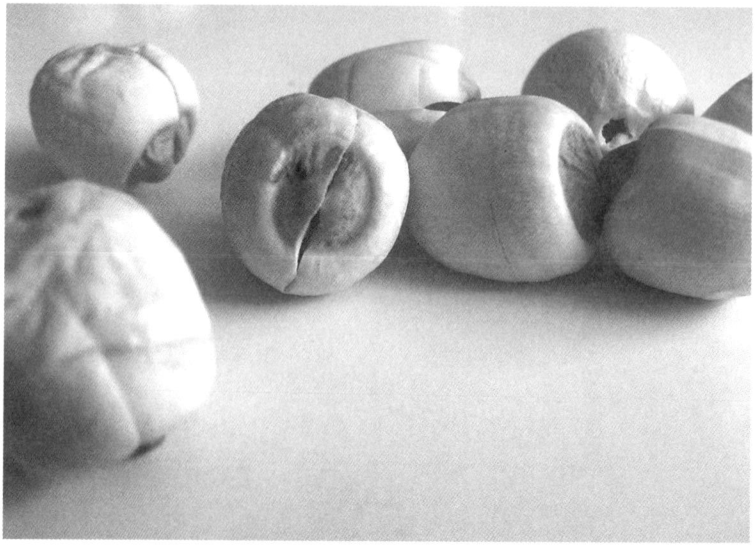

蓮子可以養心安眠，民間有「蓮子養心能安眠，手握蓮蓬入夢甜。清心怡神健脾腎，慢煮蓮粥度百年。」的養生之說。

② 蓮子澀腸止瀉，年老體虛者、大便燥結者、陰虛內熱、胃寒者以及腸枯血燥引起的大便燥結都不宜飲用。空腹時也不宜飲用。

③ 蓮子不宜與柿子、柿餅同食，否則會加重便祕。

自製小竅門

蓮子益智湯

原料：蓮子肉20克，益智仁10克，百合30克。

做法：將上述原料一同放入水鍋中，慢火煮爛，最後加白糖適量攪拌，早晚飲用。

功效：蓮子益智湯具有安神益智的作用，適用於失眠、健忘、心煩、焦躁等症。

蓮子養心湯

原料：豬心、豬腎（羊心、羊腎也可）各1個，蓮子肉、枸杞子各20克，調料適量。

做法：將豬心洗淨切塊，豬腎剝去外膜，以涼水浸泡半天後切塊，然後加入蓮子肉和枸杞子，放入調味料，慢火燉熟，吃肉喝湯。

功效：蓮子養心湯具有養心補腎的作用，適用於心腎虧虛，心慌失眠，腰膝酸軟等症。

補充營養又有助於睡眠的睡前零食，還可以選擇龍眼、小米粥、香蕉、杏仁、一杯蜂蜜水、兩三片全麥麵包等食品。

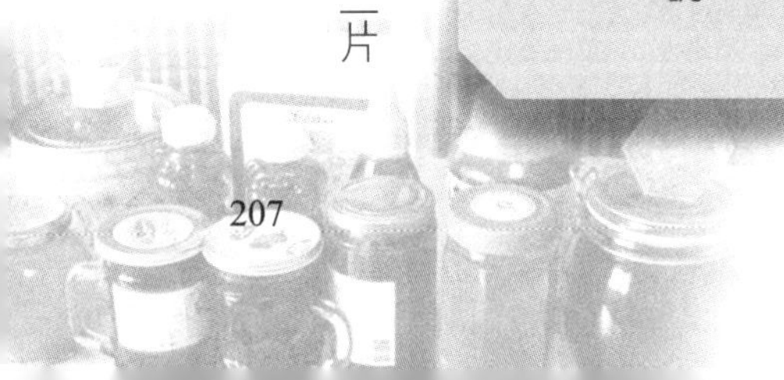

健康鏈結

老年人如果想健康長壽，不妨日常生活中在吃菜的時候多加點醋。這樣不僅可以刺激唾液和胃液的分泌，幫助消化，增進食慾，由於老年人的內分泌發生變化，身體容易缺乏鈣、磷和維生素C，如果多吃點醋就能使鈣、磷、維生素C在飲食中溶解，提高他們的吸收率和利用率。另外，醋被人體吸收以後，能有助分解脂肪，有效防止膽固醇類物質在血管壁沉積，對預防動脈硬化、高血壓、冠心病等症都有一定的效果。不僅如此，醋還有抑制各種病菌、病毒的生長和繁殖的作用，適當喝點醋可以有效預防腸道傳染病的發生，尤其在春夏季節，多吃醋能預防腸炎、痢疾、傷寒、霍亂、傳染性肝炎等疾病。

但是，菜中醋也不可加太多，否則容易引起燒心、吐酸水、胃部不適等現象。

4 常見老年病人的零食調養祕笈

人年紀一大，很多病症就隨之而來，如高血壓、糖尿病、心腦血管疾病、便祕、骨質疏鬆症等，是中老年人的常見疾病，一旦患病不僅身心受到嚴重的摧殘，甚至會被無情地奪去生命。因此，如何制訂一個合理的零食計畫，來為你的疾病防治，保證健康、延年益壽做好準備，成為中老年朋友亟待解決的問題。

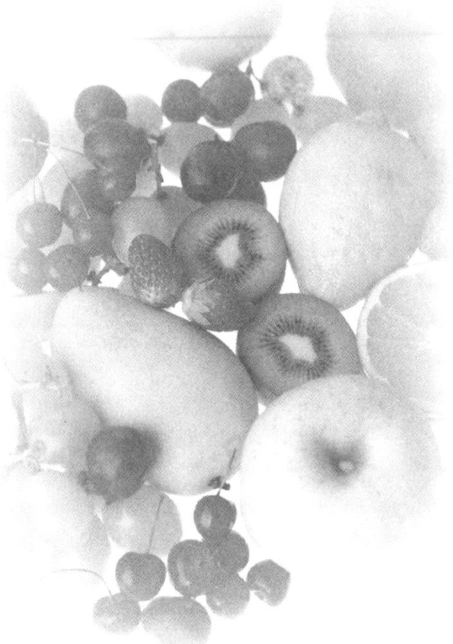

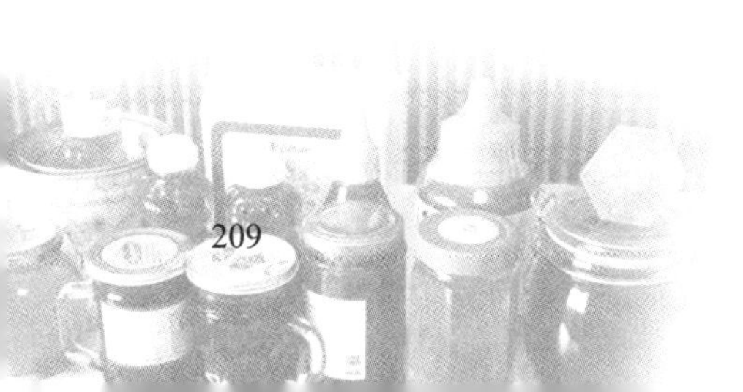

高血壓

高血壓是世界上最常見的心血管疾病，也是最大的流行病之一，它向來有著「無聲殺手」之稱，嚴重危害著中老年人的健康。

高血壓是一個長期逐漸進展的慢性疾病，主要症狀為頭暈、頭痛、心慌、失眠等，如果高血壓病得不到即時治療，就會引發導致心、腦、腎和血管病變等一系列危及生命的併發症。一般情況下，高血壓的併發症，主要有中風，也被稱作腦血管意外，病勢凶猛，致死率極度高，即使不死，也大多數致殘，是急性腦血管病中最凶猛的一種；冠心病，可出現心絞痛、心肌梗塞、心力衰竭等；高血壓性心臟病，最終會導致病人出現心力衰竭；還有腎動脈硬化、尿毒癥。

因此，防治高血壓對預防高血壓併發症、減少死亡率具有重要意義。做為高血壓患者，學會利用飲食控制血壓十分重要，日常生活中，具有降壓作用的零食應該適當食用，為身體健康和延年益壽奠定良好的基礎。

一、最佳降壓零食：瓜子

專家解讀

瓜子營養豐富，含有豐富的維生素E、不飽和脂肪酸、抗氧化礦物質鋅和硒等，其中含有不飽和脂肪酸，有降低血壓的功效，並有助於預防動脈硬化，是適合高血壓病人的健康小吃。另外，瓜子有清肺化痰的作用，對咳嗽痰多和咯血等症有輔助療效。對於沒有高血壓的老人來說，也不妨每天吃一小把瓜子，因為瓜子富含油脂，有健胃、通便的作用，老人容易沒有食慾或便祕，所以瓜子是最適合老人食用健康零食。

這樣吃才健康

①瓜子殼較硬，嗑得太多對牙齒不利，並且長時間不停地嗑瓜子會傷津液，導致口乾舌燥，甚至磨破、生瘡。因此，以每次不超過50克為宜。

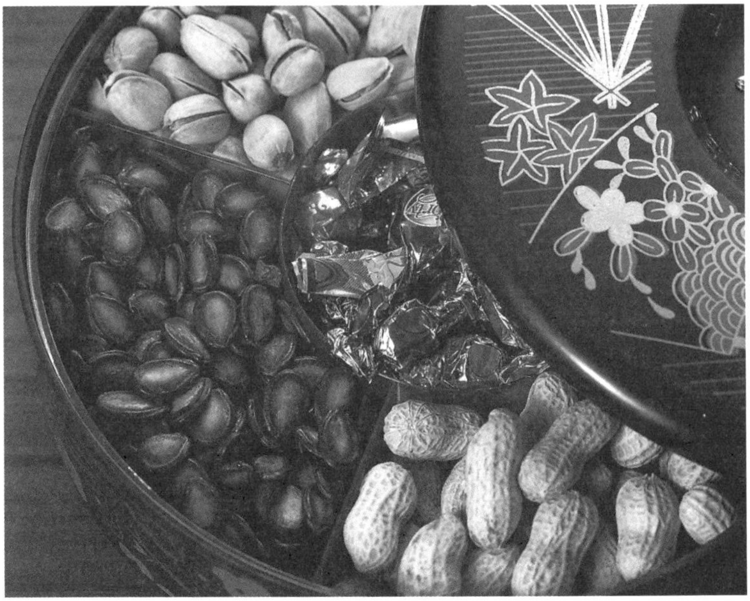

瓜子是患高血壓老人的常備零食，既能休閒娛樂打發時光，又能幫助降低血壓，何樂而不為呢？

②瓜子類的食品盡量不要給嬰幼兒吃，以免掉進氣管發生危險。

自製小竅門

瓜子降壓粥

原料：瓜子仁50克，糯米100克，紅棗15枚。

做法：將瓜子仁洗淨，加水搗爛，放入沙鍋，加清水濃煎30分鐘，過濾取汁，備用。將紅棗、糯米分別淘洗乾淨，一同放入沙鍋，加適量水，煨煮成稠粥，粥將成時兌入西瓜仁濃煎汁液，拌和均勻即成。早晚分期服用。

功效：此粥具有滋陰補虛，利尿降壓的作用，尤其適合高血壓患者食用。

瓜子開胃粥

原料：瓜子仁30克，粳米100克，鹽少許。

做法：將瓜子仁洗淨，備用。粳米淘洗乾淨，用冷水浸泡半小時，撈出，瀝乾水分。鍋中加入冷水，將粳米放入，用旺火燒沸後加入瓜子仁，改用小火慢熬至粥成，放入鹽調味，再稍燜片刻，即可盛起食用。

功效：此粥有開胃健脾、通便的功效，適合食慾不佳、便祕的患者食用。

二、最佳降壓零食：芹菜汁

專家解讀

芹菜富含蛋白質、胡蘿蔔素和多種維生素、氨基酸以及鈣、磷等礦物質，營養價值高，藥用價值大，芹菜中維生素P可降低毛細血管的通透性，增加血管彈性，具有降血壓、防止動脈硬化和毛細血管破裂等功能，具有降血壓降脂的功效。因此，芹菜是輔助治療高血壓病及其併發症的首選品。但是，芹菜的降壓作用炒熟後並不明顯，最好生吃，所以，患高血壓的老人不妨可每天服用芹菜汁。

除此之外，芹菜汁還有降血糖作用，對於血管硬化、神經衰弱患者亦有輔助治療作用。另外，經常吃些芹菜，可以中和尿酸及體內的酸性物質，對預防痛風有較好效果顯著，同時也是缺鐵性貧血患者的佳蔬。

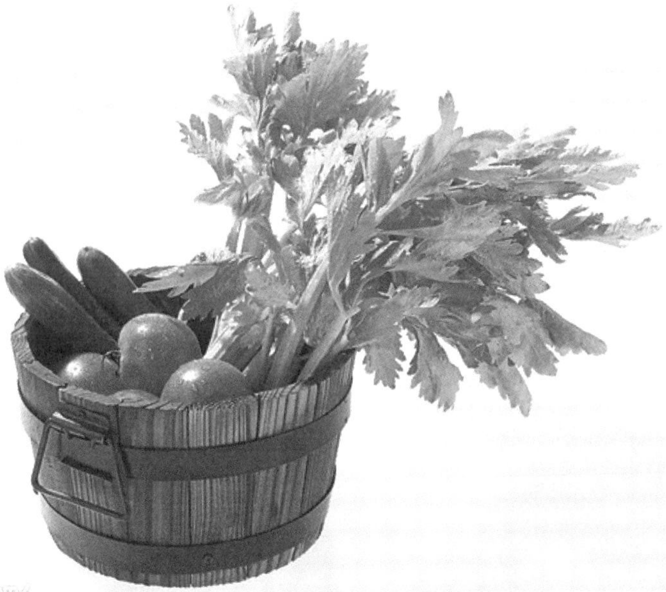

芹菜具有一定藥理和治療價值，由於它們的根、莖、葉和籽都可以當藥用，故有「廚房裡的藥物」、「藥芹」之稱。

這樣吃才健康

①很多人吃芹菜的時候，喜歡將芹菜葉扔掉只吃芹菜莖，這樣好可惜。因為芹菜葉具有很好的效果，營養成分也很高，芹菜葉中所含的維生素C和胡蘿蔔素甚至比莖部還高，經常食用有助人安眠入睡，使皮膚細膩有光澤。因此吃時不要把芹菜的嫩葉扔掉。

②芹菜性涼質滑，所以對於那些脾胃虛寒、大便溏薄的患者，就不要過多食用了。因為芹菜有很好的降血壓作用，所以血壓偏低的人最好不要食用。另外，常吃芹菜能減少男性精子的數量，因此計畫生育的男性應注意適量少食。

自製小竅門

芹菜黑棗降壓湯

原料：芹菜250克，黑棗150克。

做法：將芹菜和黑棗洗淨後，加500毫升的水燒開，用文火煮20分鐘左右即可。

用法用量：每天早晚各1次飲完，一個月為一個療程。

功效：黑棗中含有大棗皂甙、酸棗仁皂甙類等物質，有助於高血壓患者調節心臟收縮功能。而芹菜中的揮發油則透過減慢心律、減輕心肌收縮力，來降低血壓。因此，芹菜黑棗降壓湯對高血壓患者有很好的輔助治療作用。

高血壓患者日常可以食用的零食還很多，市面上包裝精美的又脆又香的烤黃豆粒，對降低女性血壓頗有好處。另外，葫蘆具有清熱、利尿、降血壓的作用，將葫蘆搗爛絞汁，加蜂蜜調服就可以經常飲用。荸薺既可以生吃也可以熟食，是治療高血壓的佳品。蘿蔔汁也有降血壓的效果。蕎麥、大蒜、蕃茄、木耳、西瓜、蘋果醋、蜂蜜、葡萄、李子、鳳梨、山楂等也都是降壓佳品，高血壓患者可多多食用。

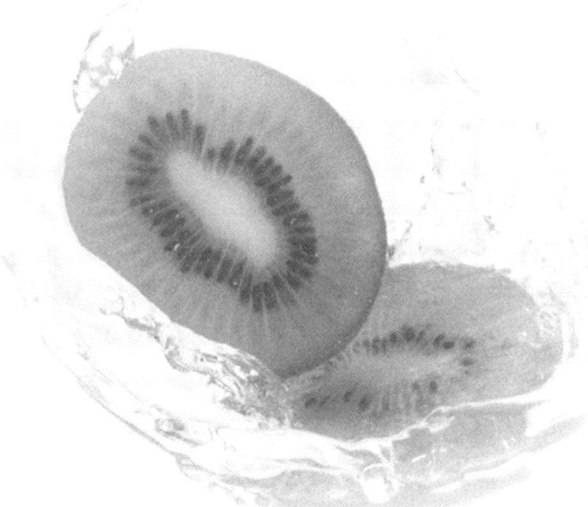

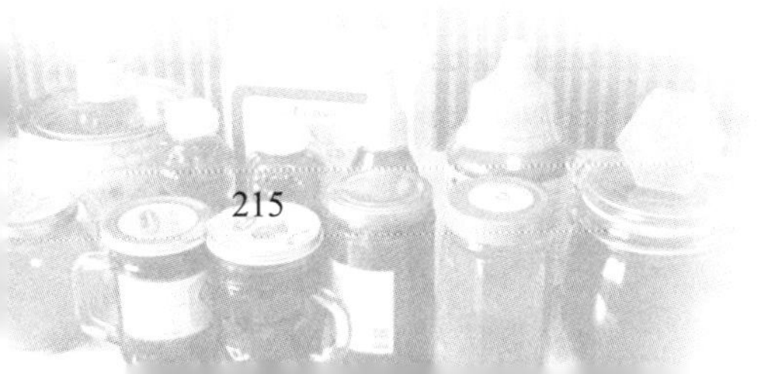

糖尿病

糖尿病是一種嚴重危害人體健康的全身慢性代謝疾病，也是一種全球性疾病，典型症狀就是所謂的「三多一少」，即「食多、飲多、尿多與體重減少」。其中，老年糖尿病在糖尿病人中所佔比重最大，已經成為老年人死亡的主要原因之一。其實糖尿病本身並不可怕，可怕的是糖尿病引起的併發症。因此，有糖尿病家族史和肥胖者為高危險群，以及已患糖尿病的患者，一定要掌握好糖尿病的防治對策。

日常生活中，有些食物有很好的降血糖作用，不僅糖尿病患者可做為零食食用，有糖尿病家族史和肥胖者為高危險群也可以經常食用。

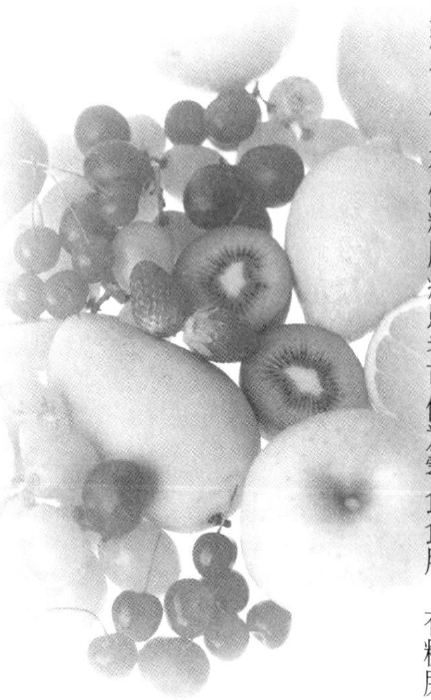

一、最佳防病零食：苦瓜

專家解讀

苦瓜能促進糖分分解，將人體內過剩的糖分轉化為熱量，並且還能改善體內的脂肪平衡，是糖尿病患者理想的食療食物。

苦瓜內產生苦味的物質，是一種對人體健康十分有益的生物鹼奎寧，具有促進食慾、消炎、活血、提神、利尿的作用，而且還對癌細胞有較強的殺傷力，因此苦瓜也具有抗癌防癌的作用。另外，苦瓜中獨特的苦味成分中，還含有一種特殊物質——金雞納霜，它能幫助人體抑制過度興奮的體溫中樞，所以炎熱的夏季不妨多吃點苦瓜，能達到消暑解熱、清心開胃的作用。

這樣吃才健康

① 糖尿病患者可將苦瓜切成細條當零食吃，也可以將苦瓜榨汁飲用，但

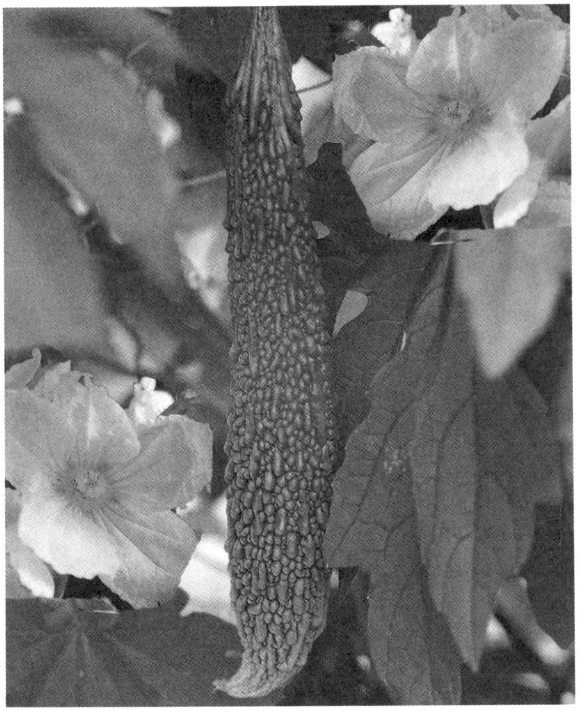

苦瓜，又叫癩瓜、涼瓜，苦瓜性味苦寒，其中所含的鉻和胰島素等物質，有明顯的降血糖作用，因此苦瓜也有「植物胰島素」的美稱。

最好在餐前服用，如果餐後服用，很有可能會導致低血糖發生。

②生吃應選較成熟的苦瓜，一次不可進食太多，孕婦、脾胃虛寒者不宜食用。

③很多人在食用苦瓜之前喜歡將苦瓜用滾水焯一遍，這樣的確可減少苦味，但如此一來，苦瓜中的一部分營養素會流失，清熱解毒的作用也會相對減少。

④苦瓜是要生著吃才能達到瘦身的效果，而且一天要生吃兩到三根才可以。

⑤苦瓜、雞蛋同食能保護骨骼、牙齒及血管，使鐵質吸收得更好，有健胃的功效，能治療胃氣痛、眼痛、感冒、傷寒和小兒腹瀉嘔吐等。

選購小竅門

綠色和濃綠色的苦味較濃，綠白色的次之；以果形端正，鮮嫩，青邊白肉，片薄、子少者為優；無花斑點的要比有花斑點的好。

二、最佳防病零食：蒟蒻

專家解讀

蒟蒻又稱作麻芋、鬼芋。對於糖尿病患者來說，蒟蒻是理想的日常食品，因為蒟蒻能延緩葡萄糖的吸收，有效地降低餐後血糖，進而減輕胰臟的負擔，使糖尿病患者的糖代謝處於良性循環，並且不會像某些降糖藥物那樣使血糖驟然下降而出現低血糖現象。

不僅如此，蒟蒻被人們譽為「魔力食品」，它含有大量甘露糖酐、維生素、植物纖維及一定量的黏液蛋白，具有奇特的保健作用和醫療效果，蒟蒻有「不想胖，吃蒟蒻；要想瘦，吃蒟蒻；要想腸胃好，還是吃蒟蒻」的說法，是理想的減肥食品。

這樣吃才健康

生蒟蒻有毒，必需煎煮3小時以上方可食用，每次食量不宜過多，以每餐80克左右為宜。

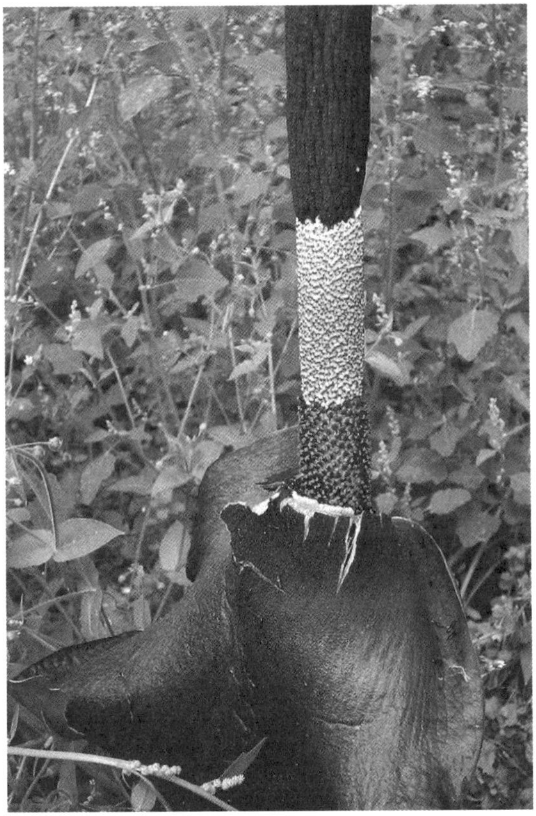

目前，日本已是世界上最大的蒟蒻食品消費國家，同時，蒟蒻也被聯合國衛生組織確定為十大保健食品之一。

選購小竅門

蒟蒻除了地下的塊莖可以食用外，還可以把塊莖加工成蒟蒻精粉，這樣食用起來就十分方便。蒟蒻精粉可以製作成蒟蒻素肉片、蒟蒻豆腐、蒟蒻素魚片、蒟蒻掛麵、蒟蒻麵包、蒟蒻鱓膳絲結以及一些蒟蒻海鮮類的食品，如素龍蝦絲、蒟蒻素鮑魚絲、蒟蒻鱿魚絲、蒟蒻素海參等多種保健食品，更有多種蒟蒻膠囊問世，供人們根據自身的需要來選擇。

糖尿病患者除以上零食外，還可食用麥麩餅乾，即用麥麩、麵粉按6：4的比例，和雞蛋攪拌，做成糕餅，做為病人正餐或零食。也可泡芭樂茶、桑葉茶飲用，薑糖效果十分有效。每天吃1/4個洋蔥可降低血糖，因為洋蔥可抑制血糖的上升，還能防止高血壓和動脈硬化的發展。山藥能有效改善高血糖，也可常吃。芋頭的熱量較低，也是糖尿病、高血脂、肥胖等疾病的最適合的食品。另外，豇豆、海苔、南瓜條、絲瓜等，也有很好的降糖效果，糖尿病患者可多吃。

心腦血管疾病

心腦血管病已成為威脅中老年人身心健康的頭號殺手，每年全球死於心腦血管疾病的人不計其數。心腦血管疾病是心血管疾病和腦血管疾病的統稱，泛指由於高血脂、血液黏稠、動脈粥樣硬化、高血壓等所導致的心臟、大腦及全身組織發生缺血性或出血性疾病的通稱。

心腦血管疾病是一種致殘率高的疾病，患者一般生活都較難自理，還需要花很多的錢來治療，對家庭造成很大的經濟負擔，給家人和自己造成很大的心理壓力，患者自身也會因為心情不暢而影響疾病的治療效果。所以，對於心腦血管疾病，中老年人唯有提早預防才是萬全之策，高明之舉。只有早一日預防，方可早一點安心。

日常生活中，可預防心腦血管疾病的食物隨處可見，只要能夠找對食物，做好預防，相信心腦血管疾病就會敬而遠之。

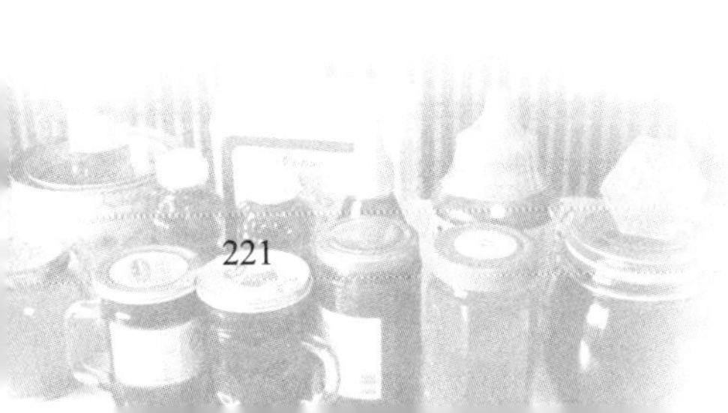

一、最佳防病零食：山楂

專家解讀

山楂又名山裡紅、紅果、胭脂果，老年人常吃山楂製品能增強食慾，改善睡眠，保持骨和血中鈣的恆定，預防動脈粥樣硬化，使人延年益壽，所以山楂又被人們視為「長壽食品」。

別看山楂小小的，卻有很多的保健功效，不僅能防治心血管疾病，還具有軟化和擴張血管，增加冠脈血流量，改善心臟活力的作用，另外，山楂對於興奮中樞神經系統、降低血壓和膽固醇以及在利尿、鎮靜等方面也有極佳的功效。因此，老年人在日常生活中不妨經常食用些山楂。

這樣吃才健康

①山楂不可過多食用，否則會傷脾胃，還會影響食慾；一般脾弱、胸腹脹悶者，每餐後嚼2～3顆即可。

②孕婦忌食山楂。山楂有促使婦女子宮收縮的作用，孕婦不宜多食山楂，否則會刺激子宮收縮，甚至可能造成流產。

選購小竅門

挑選山楂時，不同品種的山楂以肉厚籽少，酸甜適度為好，同一品種的果個大而均勻，色澤深紅鮮豔，無蟲子蛀，無硬傷，無僵果者為好。

二、最佳防病零食：聖女蕃茄

專家解讀

心腦血管疾病患者，可經常食用聖女蕃茄，因為它含有維生素蘆丁，可提高機體氧化能力，消除自由基等體內垃圾，保護血管彈性，有預防血栓形成的作用。

聖女蕃茄中含有谷胱甘肽和茄紅素等特殊物質，可增加人體抵抗力，延緩人的衰老；含有的茄紅素可保護人體不受香菸和汽車廢氣中致癌毒素的侵害，因此常吃聖女蕃茄有防癌抗癌的作用，尤其是對於列腺癌的防治效果極佳。對於愛美的女士，更要多吃聖女蕃茄，因為聖女蕃茄可提高人體的防曬功能，有助於保護皮膚白皙、減少陽光中紫外線的侵害。

這樣吃才健康

聖女蕃茄可做蔬菜也可以當水果來吃，但其性寒涼，脾胃虛弱、容易腹瀉的人，要適當控制生吃的量，最好採用

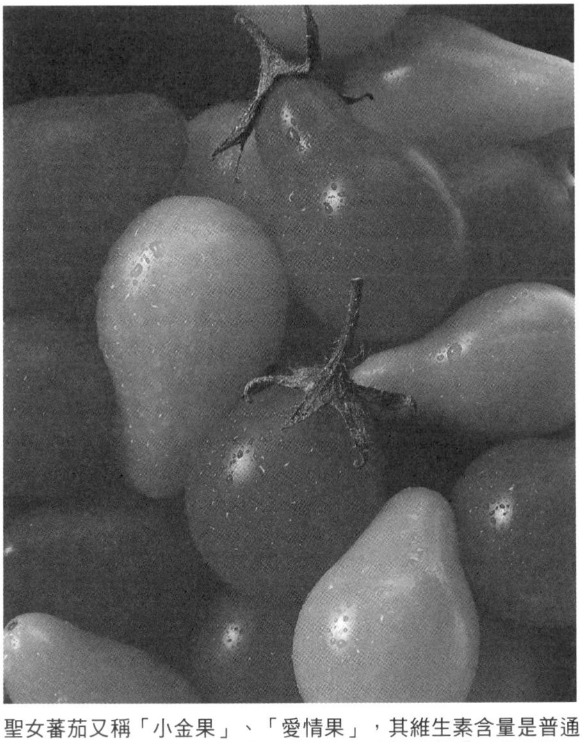

聖女蕃茄又稱「小金果」、「愛情果」，其維生素含量是普通蕃茄的1.7倍，被聯合國糧農組織列為優先推廣的「四大水果」之一。

熟吃的方法。

選購小竅門

紅色的聖女蕃茄，富含茄紅素，對預防癌症很有好處；橙色的聖女蕃茄，胡蘿蔔素含量高，茄紅素含量則少；粉紅色的品種含有少量茄紅素，但胡蘿蔔素非常少。淺黃色的蕃茄則含少量的胡蘿蔔素，而不含有茄紅素。

因此，如果要滿足維生素C的需求，只挑選新鮮、當季、味道濃的就可以了，如果想補充茄紅素、胡蘿蔔素等抗氧化成分，則應當選顏色深紅或是橙色的，而不是粉紅色或黃色的。

日常生活中，還有很多食物適合心腦血管疾病患者食用，如玉米富含不飽和脂肪酸，有助於人體脂肪及膽固醇的正常代謝，可以減少膽固醇在血管中的沉積，進而軟化動脈血管。蕃茄可提高機體氧化能力，消除自由基等體內垃圾，保護血管彈性，有預防血栓形成的作用。蘋果對推遲和預防動脈粥樣硬化發作有顯著功效。海帶既能防止血栓又能降膽固醇、脂蛋白，抑制動脈粥樣硬化。經常飲茶可以軟化動脈血管。大蒜、洋蔥、茄子等也都有軟化血管的作用，心腦血管疾病患者可常吃。

便祕

人進入中老年以後，由於機體發生變化，體內的唾液腺、胃腸和胰腺的消化酶分泌也逐漸減少，結腸肌發生退行性病變，腸管平滑肌張力減弱，進而導致腸的反射能力降低，腸的蠕動減慢，增加了水分的吸收，因而促使大便乾燥，再加上老年人腹部肌肉萎縮、排便無力，這些就構成了便祕。

老年人患便祕，常常苦不堪言，長期的便祕會導致食慾不振、脾氣焦躁、失眠、頭暈、頭痛、乏力、左下腹壓脹感等不適感，由於排便時產生痛苦，嚴重者還會導致老人對排便出現恐懼心理、精神異常等。

不僅如此，便祕對中老年人的身體健康造成一定的威脅。長期的便祕還會引起一系列病症，如痔核增大與出血、肛裂、尿道梗阻、直腸炎、直腸、肛門糞性潰瘍、缺血性腸炎、直腸脫垂、結腸憩室、乙狀結腸扭轉等疾患，甚至還會引起結、直腸腫瘤的發生。另外，引起警惕的是，老年人在用力排便的時候，由於過度用力，會造成腦血流和冠狀動脈血流的突然改變，進而容易發生心律失常、心絞痛、暈厥、心肌梗塞、動脈瘤或室壁瘤的破裂，嚴重者甚至可引發猝死。

所以，老年人日常防治便祕對身體健康、延年益壽有著十分重要的意義，因此，在日常生活中，老年人不妨吃些有助緩解便祕的零食，既能補充身體營養，休閒時光，又能為自己的健康加油助力。

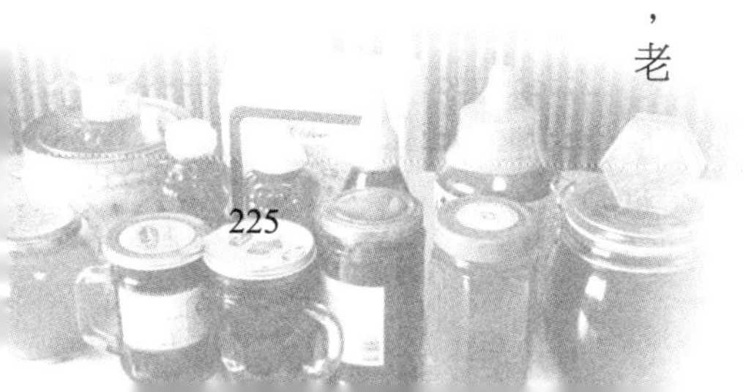

一、最佳防病零食：桃子

專家解讀

醫學上認為，桃性微溫，有補氣養血、養陰生津、止咳殺蟲、破血去瘀、潤燥滑腸之功效。因為桃中富含鐵及果膠，對於防治貧血和便祕有一定的療效。其中，桃仁中含有苦杏仁甙、脂肪油、揮發油、苦杏仁酶及維生素B_1等，有破血行淤、滑腸通便之效。

這樣吃才健康

①多病體虛、胃腸功能太弱的病人以及嬰幼兒，最好不要食桃。平時內熱偏盛、糖尿病患者、孕婦以及易生瘡癤的人，也不宜多食。

②沒有完全成熟的桃子最好不要吃，吃了會引起腹脹或腹瀉。即使是成熟的桃子，也不能吃得太多，太多會令人生熱上火。

③桃子忌與甲魚同食。

④對桃子過敏的人，一定要遠離桃子。因為桃子表面長有桃毛，食用前務必將桃毛清洗乾淨，以免刺入皮膚，引起皮疹，或是吸入呼吸道，引起咳嗽、咽喉刺癢等症。

生活小竅門

巧洗桃毛

你不妨這樣做：將桃子放在溫水中，撒少許的鹽，輕輕揉，桃毛就會很快脫落；在清水中放入食用鹽，將桃子浸泡3分鐘，攪動，桃毛就會自動脫下。

二、最佳防病零食：蘋果

專家解讀

蘋果性味甘涼，具有生津、潤肺、健脾、益胃、養心等功效。因此蘋果具有很好的調理腸胃的作用，特別適合便祕和腹瀉患者食用。

這樣吃才健康

①蘋果生吃和熟吃還能分別起通便和止瀉的雙重作用，這是因為蘋果中含有鞣酸、果膠、膳食纖維等特殊物質，生蘋果中含有的生果膠有保護腸壁、活化腸內有用的細菌、調整胃腸功能的作用，所以它能夠有效地清理腸道，加上蘋果裡的有機酸能刺激腸子蠕動，有助排便。而將蘋果煮熟後，果膠則搖身一變，不僅具有吸收細菌和毒素的作用，而且還有收斂、止瀉的功效。

②便祕的老人，建議每日早晚可空腹生吃蘋果1～2個，即能達到通便的作用。一旦腹瀉，則不妨把蘋果煮熟了來吃。

③鞣酸在果皮中含量更豐富，而果肉內，特別是近果皮處，果膠含量相對豐富。因此，成人在吃熟的蘋果時，最好連皮一起吃，這樣止瀉的效果會好些。

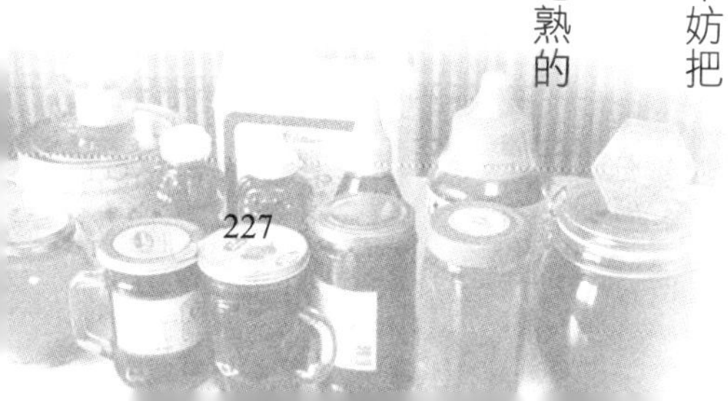

自製小竅門

蘋果醬

原料：蘋果200克（味道稍酸的蘋果較好），砂糖100克，鹽水適量。

做法：將蘋果洗淨，削皮去芯，切成小塊浸於鹽水中10分鐘後取出，然後將蘋果塊放入鍋中，撒砂糖的一半於蘋果上，加少量的水，以中火煮，去除浮沫。煮至蘋果呈透明色，並溢出甜甜的香味時，拌入餘下的砂糖，調整甜味。果醬顯出光澤，呈融合狀時，趁熱裝入消過毒的廣口瓶子中。

功效：蘋果醬清香甜軟，可調優酪乳，抹烤麵包食用，別具風味，經常食用對於便祕也有一定的緩解作用。

便祕老人還可以食用熟香蕉來治療便祕，因為香蕉含有豐富的膳食纖維和糖分，具有很好的潤腸通便功能。午飯或晚飯後，吃半個柚子或一個葡萄柚，可達到通便順暢。吃核桃仁也能潤腸通便，而且還有補腎固精、溫肺定喘的功能。紅薯中含有較多的纖維素，能在腸中吸收水分增大糞便的體積，達到通便的作用。芋頭中的黏蛋白還有刺激唾液腺的作用，不僅有助消化，還能活化腸胃功能，預防便祕。決明子茶也具有清肝熱、通排泄的功效。

骨質疏鬆

骨質疏鬆是一種與人體老化有關的過程，其原因是多方面的，一方面隨著人們年齡增長，人體的生理代謝發生變化，是機體衰老的必然過程；另一方面，也與老年人自身的特點有關，如老年人一般室外活動減少，又很少接受陽光的照射，加上老年人食量減少，牙齒不是掉了就是鬆動了，咀嚼功能變差，導致每天攝取的鈣質和維生素D常都不足，導致很多老人發生嚴重的鈣不足和鈣的負平衡，這也難怪骨質疏鬆要找上很多老年人了。

老年人一旦患有骨質疏鬆症，發生骨折的機率非常高，其中有的會因功能障礙致殘，還有的會因骨折後長期臥床不起，進而容易引起肺炎、褥瘡、尿路感染等一系列併發症，最後導致衰竭死亡。

因此，老年人骨骼的保健是個重要課題。想維護一副品質完好的骨骼，就要從日常的飲食上多下工夫。生活中有很多食物有補充鈣質，防止骨質流失的作用，老年人要更加注意。

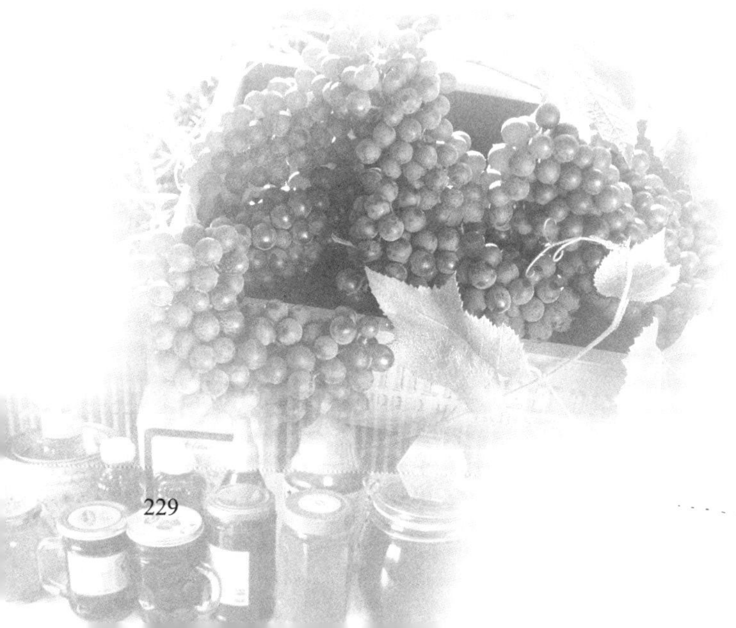

一、最佳防病零食：茶

專家解讀

為了積極預防骨質疏鬆，老年人不妨養成喝茶的習慣。因為茶葉不僅對解膩除腥、促進消化、生津止渴、興奮提神等方面具有一定的作用，而且對於預防骨質疏鬆也有十分重要的意義。因為茶葉中含有大量的氟元素，適量的氟化物有利於鈣、磷等物質在骨骼上的沉積，進而使骨骼保持一定的硬度和強度，因此氟成為骨代謝不可缺少的元素之一。

這樣飲用才健康

茶葉中以烏龍茶、綠茶含氟量最高，因此預防骨質疏鬆的效果也最好。但飲茶時以清淡為宜，不要喝濃茶。因為濃茶中含有較多的咖啡因，可促進鈣從尿中排出，尿鈣排泄增加，使骨鈣丟失過多，反而會導致骨質疏鬆或使病情加重。

自製小竅門

二子延年茶

原料：枸杞子、五味子各6克，白糖適量。

做法：將枸杞子、五味子搗爛，加白糖適量，用開水沖泡飲用。

功效：二子延年茶不僅有補虛滋陰的功效，而且適用於老年骨質疏鬆症。

二、最佳防病零食：豆腐

專家解讀

豆腐是適合男女老少的最家常的養生食物，尤其對於女性而言，它是保健身體、減肥、細膩皮膚、延緩衰老的好東西。

豆腐還是植物食品中最好的補鈣食品。大豆本身含有不少鈣，凝固豆腐的時候還要加入含鈣的凝固劑，所以有些不喝牛奶的老年人一定要有意識地多吃豆腐，這樣既補了鈣，還獲得大量優質蛋白以及大豆中的生物活性物質。

這樣吃才健康

①豆腐不宜「打單身」，還是合理地與其他食品搭配烹調找個「伴侶」為妙，如在豆腐中加入肉末，或用雞蛋液裹上豆腐油煎，便能更充分利用其中所含的豐富蛋白質，提高其營養層次；豆腐含鈣質，若單獨食用，人體對鈣的吸收利用率頗低。若為豆腐找個含維生素D高的食物作伴同煮，藉助維生素D的作用，便可使人體對鈣的吸收率提高20多倍。例如魚頭燒豆腐，魚頭內的維生素D可提高人體對豆腐中鈣質的吸收利用率。

豆腐中含有一種皂角甙的物質，如果長期食用易引起體內碘的缺乏。故海帶與豆腐同煮，則珠聯璧合，兩全其美了。

②豆腐雖好，也不宜天天吃，一次食用也不要過量。老年人和腎病、缺鐵性貧血、痛風病、動脈硬化

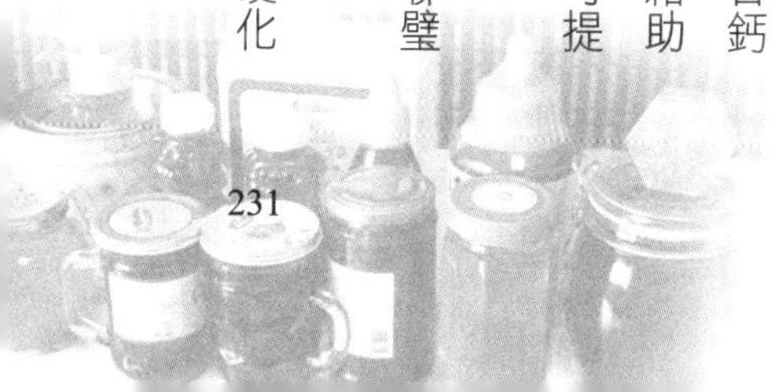

患者更要控制食用量。中醫認為，豆腐性偏寒，胃寒者和易腹瀉、腹脹、脾虛者以及常出現遺精的腎虧者也不宜多食。

③豆腐屬於高蛋白質的食品，很容易腐敗，吃了腐敗的豆腐會影響身體健康，所以買豆腐的時候最好到有良好冷藏設備的場所選購。

選購小竅門

品質上乘的豆腐，顏色應該是白中略帶點微黃色，市面上那些過於死白的豆腐有可能添加了漂白劑，不宜選購。

除此之外，老年人要每天喝一杯牛奶。牛奶有利於老人對鈣和其他礦物質的吸收，對防治骨質疏鬆有積極作用。還可多吃一些李子乾，李子能夠保護人體骨骼，抵抗骨質疏鬆。桑椹具有增強免疫、促進造血紅細胞生長、防止人體動脈及骨胳關節硬化、促進新陳代謝等功能。洋蔥內含有一種叫ㄑ-穀胺醯多肽的成分，在制止礦物質流失方面效果明顯，所以洋蔥也有強健骨骼的作用。另外，多吃一些含鈣量高的食物，如雞、魚、瘦肉、蛋類、綠葉蔬菜，或黃、紅色蔬菜、水果、豆製品、蝦皮含鈣量都很高，對防治骨質疏鬆有很積極的作用。

癌症

隨著年齡的老化，機體的免疫功能開始逐漸減弱，人體對病變的免疫功能自40歲以後開始逐年降低，由於免疫功能的減弱，腫瘤的發生機率開始逐漸增高。癌症一般都有著一個較長時間的潛伏期，因為致癌因素作用於人體後，並不是立刻就會發病，都是常年累積的因素，所以致癌因素一般要經過15～30年的致癌潛伏期才可發病，所以老年人患癌症的機率就顯得大了。

儘管老年人的組織衰退我們無法遏止，但我們卻可以盡我們的能力盡量爭取避免癌症侵襲。生活中有些食物是具備抗癌防癌的能力的，經常食用對於避免癌症的侵襲，具有十分顯著的作用。

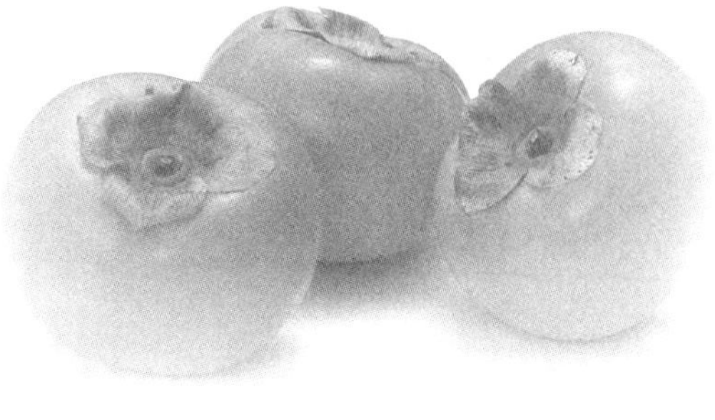

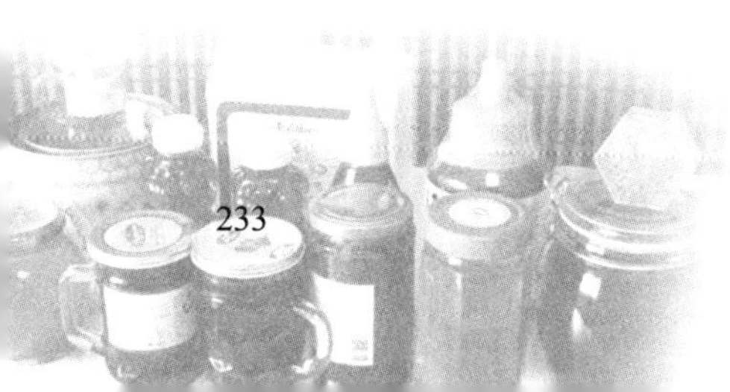

一、最佳抗癌零食：鮮玉米

專家解讀

新鮮玉米中含有豐富的賴氨酸，它不僅是人體必需的營養成分，而且對於控制腦腫瘤的生長，治療癌症都有十分有效的作用，因此不管是為防癌還是為治療癌症，多吃新鮮玉米都十分有好處。多吃鮮玉米還可以抑制抗癌藥物對人體產生的副作用。鮮玉米中的纖維素含量十分豐富，便祕的人要經常吃一些玉米粒，因為玉米粒能使大便通暢，防治便祕和痔瘡，還能減少胃腸病的發生，而且鮮玉米對於預防直腸癌也有一定的作用。

這樣吃才健康

①賴氨酸在乾玉米中含量極少，因此玉米要新鮮吃才有防癌抗癌的效果。

②吃玉米時應把玉米粒裡的胚尖全部吃進，因為玉米的許多養分都集中在胚尖。

③飲食中不宜單一食用玉米，否則容易發生糙皮病，因此玉米宜與豆類食品搭配食用。

④煮來吃的話，鮮玉米以六、七分熟為好，太嫩水分太多，太老澱粉增加蛋白質減少，口味也欠佳。

二、最佳抗癌零食：草莓

專家解讀

草莓是抑制腫瘤、抗癌防癌的佳果，草莓中含有的抗癌物質多多，我們一一講來：草莓胺，是草莓中的抗癌物質，這種胺類物質具有很強的生物活性，它可以抑制惡性腫瘤的發生；鞣花酸，也是草莓中的另外一種抗癌物質，它具有較高的抗癌活性，有助於抑制、阻礙癌細胞的分裂，保護正常細胞，抵抗致癌物和誘導機體突變的物質，進而抑制惡性腫瘤的生長；草莓中豐富的胡蘿蔔素、維生素C，具有很強的抗氧化作用，也能阻止癌細胞的生長和發展；草莓中的果膠、鞣酸等也能阻止人體對致癌化學物質的吸收，具有很好的防癌作用。

這樣吃才健康

①洗乾淨的草莓不要立即食用，最好再用淡鹽水或洗米水浸泡5分鐘。淡鹽水可以殺滅草莓表面殘留的有害微生物；洗米水呈鹼性，可促進呈酸性的農藥降解。洗草莓

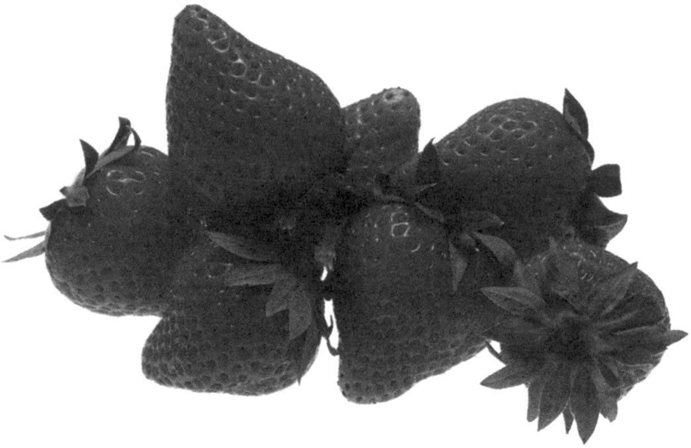

草莓果肉多汁，酸甜可口，營養豐富，臺灣稱之為「活的維生素」，德國人把草莓譽為「神奇之果」。

時，注意千萬不要把草莓蒂摘掉，去蒂的草莓若放在水中浸泡，殘留的農藥會隨水進入果實內部，造成更嚴重的污染。

②胃腸功能紊亂、有尿道結石和腎功能不好的人要注意，由於草莓中含有比較多的草酸鈣，食用不當，可能會加重這些患者的病情。

③因為草莓具有消渴的功效，所以糖尿病患者亦可適量食用，但一次不可吃得太多。

選購小竅門

盡量挑選色澤鮮亮、有光澤，結實、手感較硬、有細小絨毛的草莓購買，對於太大、畸形、過於水靈的草莓不宜購買。

除了以上食物外，日常生活中常見的蘆筍，可以保護細胞正常生長，防止癌細胞擴散，是全面的抗癌食品；大豆中含有綠原酸，是一種強烈抗氧化劑，具有超強的抗癌防癌作用，可經常食用；綠茶抗癌成分豐富，如多酚、五羥黃酮、培原酸、綠原酸、表培兒茶素等都具有抗癌的作用，經常飲用可預防肝、肺、皮膚和消化道癌。另外，黑麥片粥、黑麥糊、雞蛋等具有預防乳腺癌的功效。除此之外，老年人還應多吃抗癌水果如櫻桃、奇異果、蘋果等，優酪乳、綠茶、胡蘿蔔、蕃茄、杏仁、百合、烤蒜、紅薯等抗癌效果也非常好。

老年癡呆

老年癡呆已經成為21世紀的災難，該病發病率極高，85歲以上的人群的發病率達到了50%。老年癡呆重在預防，如果在早期能將病因祛除，智力就可完全恢復。所以，老年人一旦在出現健忘症狀之初，就應該採取積極預防的措施，因為這正是預防癡呆的最佳時期。根據專家研究發現，老年人在日常中經常食用以下食物，可有效防治老年性癡呆。

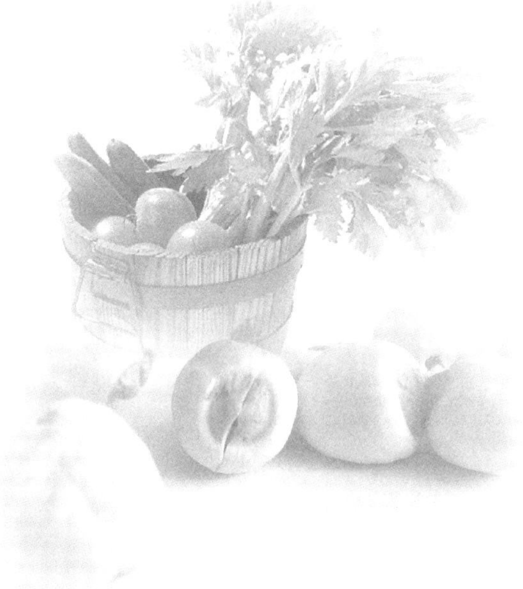

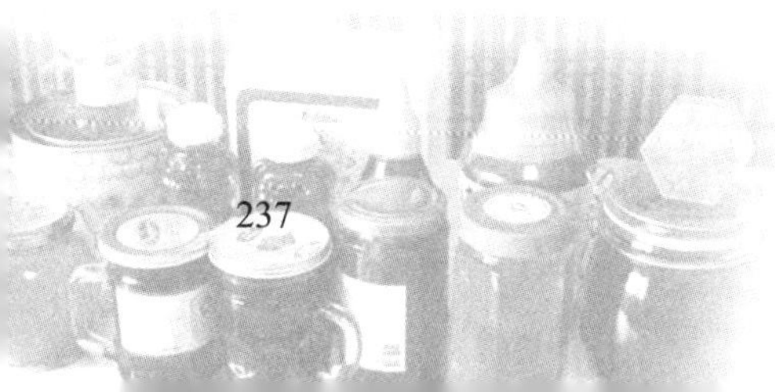

一、最佳益智零食：紅葡萄酒

專家解讀

紅葡萄酒中含有一種特殊元素，可以啟動大腦活動神經，短期內提高大腦的記憶力。科學家在紅葡萄酒中發現了可以降低癡呆症發生的物質，它可以阻止腦細胞受損，這種物質在紅葡萄酒中的含量十分高。調查顯示，有些輕微的記憶和認知有困難的人，如果每天能飲用一杯紅葡萄酒，比那些從來都不喝酒的人，能推遲癡呆的發生至少三年。因此，老人可每天適當飲用一些紅葡萄酒。

這樣飲用才健康

①紅葡萄酒不宜飲用過量，每天飲用量宜在50～200毫升之間，在此範圍可因人而異地選擇。

②肝病患者，有乳腺癌隱患的女性或懷孕的婦女，不宜喝紅葡萄酒。

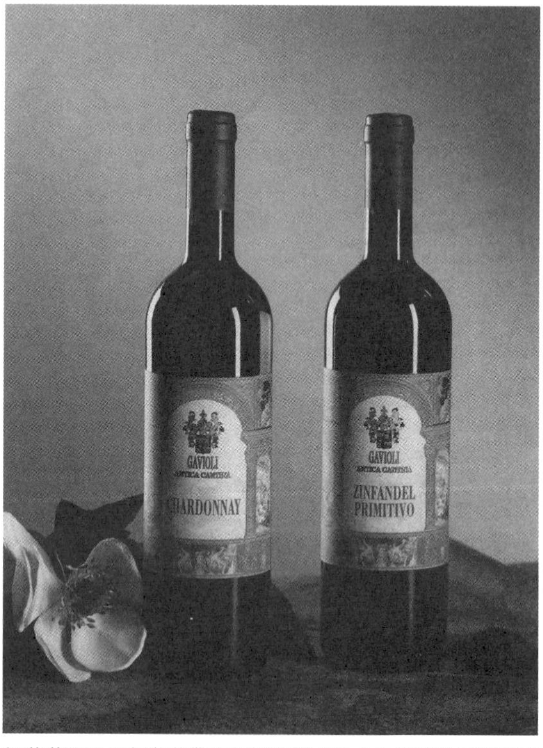

紅葡萄酒是用紅葡萄帶皮發酵釀製成的含有酒精的天然健康飲品，名醫李時珍在《本草綱目》中記載，葡萄酒具有「暖腰腎，駐顏色，耐寒」的功效，並被美國《時代》雜誌選定為有益健康的十大食品之一。

③紅葡萄酒不宜與飲料「混搭」飲用，最常見組合是紅葡萄酒加雪碧、威士卡加冰紅茶、啤酒加可樂等，這種飲酒時尚，且能增加口感，但卻能增強酒精對胃的傷害，為患胃病留下隱患，嚴重者酒精在碳酸的作用下，很容易通過血腦屏障進入腦內，對腦造成傷害。

④紅葡萄酒在室溫下飲用即可，不需冰鎮，最好在開啟1小時，酒水充分呼吸空氣後再飲用。

選購小竅門

①選購紅葡萄酒時，要瞭解商標標籤的內容，包括產品名稱、成分表、淨含量、純汁含量、酒精度、糖度、廠商、廠址、製造日期、保存期限、產品標準代號等。宜選擇標註了葡萄品種的純汁葡萄酒。

②通體清亮透明，呈現深寶石紅色，沒有沉澱和渾濁的為好酒；顏色發烏，沒有光澤和亮度的酒不宜購買。

③從葡萄酒的酒精含糖量來劃分，可以分為乾型、半乾型、甜型、半甜型幾種，按色澤劃分的話則有紅、白、桃紅的區別。

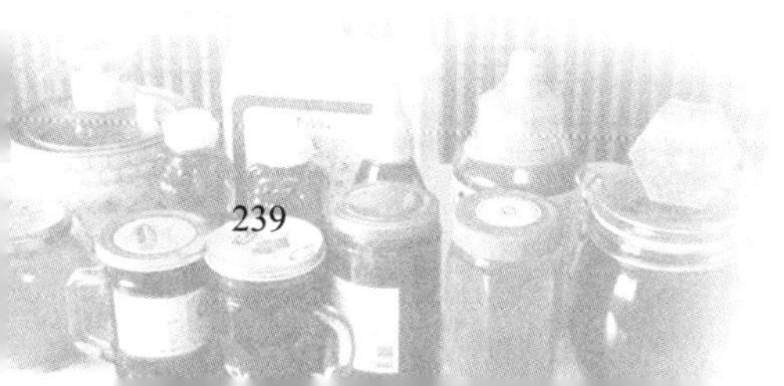

二、最佳益智零食：龍眼

專家解讀

龍眼營養物質十分豐富，是健脾長智的傳統食物。日常生活中失眠、心悸、神經衰弱、記憶力減退、貧血的人，可適當吃些龍眼，對於因為體內缺乏尼克酸而造成的腹瀉、皮炎、癡呆，甚至精神失常等狀況，也有極好的治療作用，另外，龍眼還對癌細胞有一定的抑制作用，因此也是抗癌防癌的佳果。因此，老年人不妨經常食用些龍眼，對於預防老年癡呆和身體保健都有很好的作用。

這樣吃才健康

①龍眼做為水果宜鮮食，變味的果粒不要食用。

②龍眼屬濕熱食物，多食易滯氣，有上火發炎症狀的時候不宜食用。正常人也不宜食用過多，每天吃5顆就足夠了。

③每晚睡前吃10個桂圓，可養心安神，治療心悸失

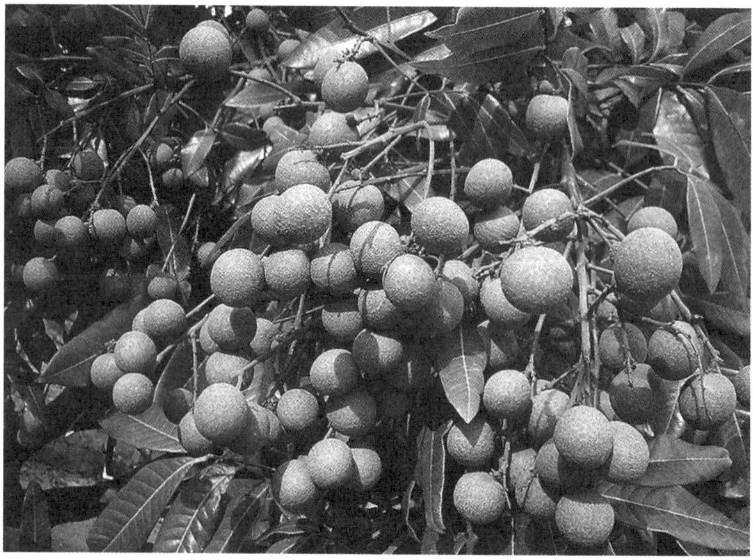

龍眼俗稱「桂圓」，富含營養，自古受人們喜愛，更視為珍貴補品，歷史上有南方「桂圓」北「人參」之稱。

眠。

選購小竅門

①食用龍眼應注重新鮮，並且成熟適度，以果大肉厚，皮薄核小，味香多汁，果殼完整，色澤不減為優質龍眼。

②成熟適度的龍眼汁多味美，一般情況下，果殼黃褐，略帶青色，捏起來柔軟而有彈性，剝開果殼後，肉質為瑩白，容易離核，果核烏黑的龍眼成熟適度，最為味美。

③購買龍眼時應注意與瘋人果相鑑別。瘋人果又俗稱龍荔，有毒，外殼比龍眼平滑，沒有龍眼的鱗斑狀外殼，果肉容易黏手，不易剝離，嚼起來也沒有龍眼肉有韌性，僅有帶點苦澀的甜味。

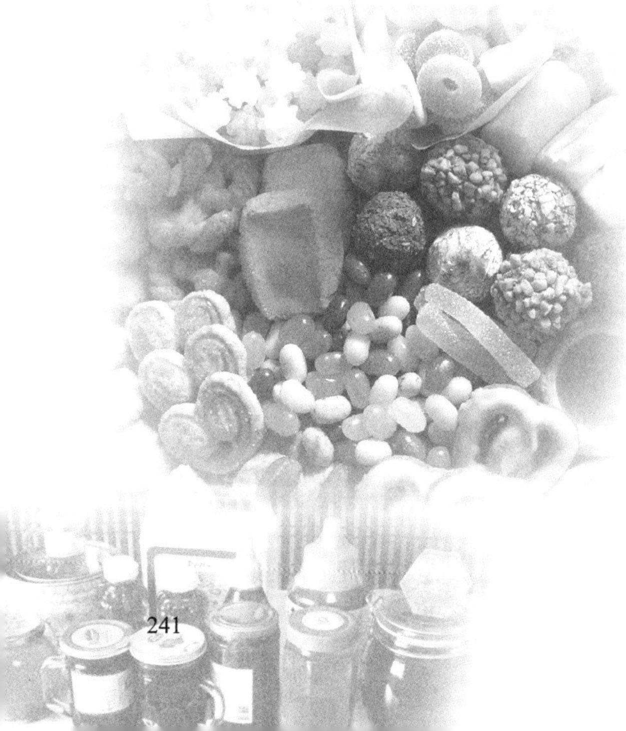

三、最佳益智零食：松子

專家解讀

松子所含的不飽和脂肪酸，對大腦健康十分有益，有增強腦細胞代謝，並維護腦細胞和腦神經的功能。松子中還富含谷氨酸，其含量可高達16.3%，谷氨酸可增強記憶力，具有很好的健腦作用。另外，松子中的磷和錳的含量也十分豐富，對大腦和神經大有補益作用。因此，松子是學生和腦力勞動者的健腦佳品，更是對老年癡呆有很好的預防作用，現代醫學研究證明，松子中維生素E含量很高，因此松子具有軟化血管、延緩衰老的作用。由此看來，松子不僅是中老年人的理想保健食物，也是女士們潤膚美容的理想食物。

這樣吃才健康

①脾虛腹瀉、多痰患者以及膽功能嚴重不良者最好和松子保持距離。

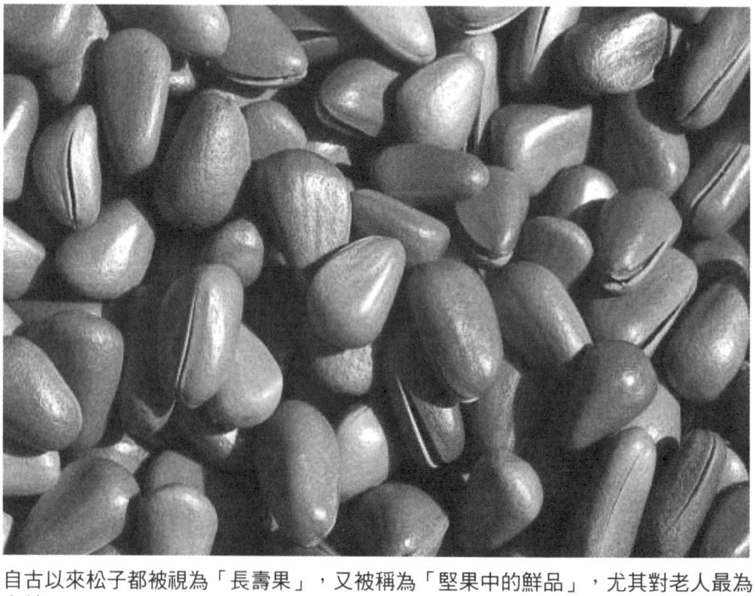

自古以來松子都被視為「長壽果」，又被稱為「堅果中的鮮品」，尤其對老人最為有益。

②由於松子油性較大，且屬於高熱量食品，所以，吃得太多會使體內脂肪增加，每天食用松子的量以20～30克為宜。

③散裝的松子最好放在密封的容器裡，以防油脂氧化變質。

選購小竅門

挑選時以外表乾燥不潮濕、顆粒大而飽滿、顏色白淨、無異味、帶清香氣息者為佳。存放時間長的松子會產生「油哈喇」味，不宜購買。

防治老年癡呆的零食還有很多，如核桃含有豐富的不飽和脂肪酸——亞油酸，被機體吸收後會改造成腦細胞的組成物質。蓮子具有補脾益胃、養心安神、益智健腦的作用。多吃花生可延緩腦功能衰退，抑制血小板黏聚，防止血栓形成，降低膽固醇，預防動脈硬化。芝麻可補腎益腦、養陰潤燥，對肝腎精氣不足兼有口舌乾燥、腸燥便祕等症狀較為適宜。大棗可養血安神、補養心脾，對於心脾氣血兩虛的癡呆病人較為適宜。另外，桑椹、葡萄、荔枝、山楂、大豆等食物，對防治老年性癡呆均有一定效果。

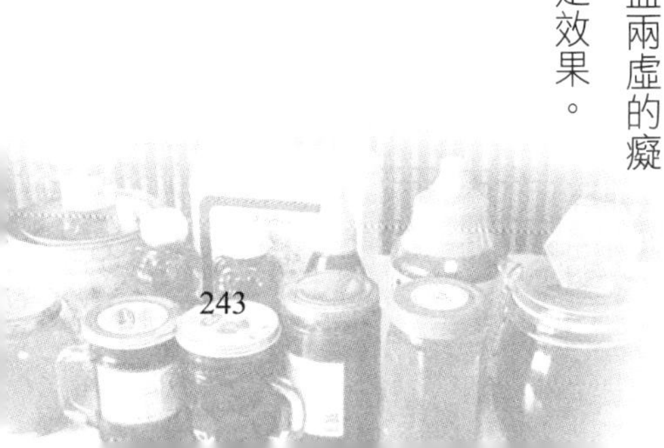

健康鏈結

粥文化在我國可謂源遠流長，粥不僅可以果腹，還可以養生健身治病，老年人宜多喝粥來養生。

粥內含有多種酶，可以促進人體消化，還可以幫助補充體內水分，避免血液黏稠，而且還容易產生飽足感，有利於減肥瘦身。而老年人由於牙齒出現鬆動，咀嚼能力也有所下降、口腔唾液中的澱粉酶分泌也隨之減少，加上脾胃功能變弱，消化能力下降，所以就特別適合喝粥，因為喝粥不但軟硬適口，而且容易讓老年人消化吸收。

而且隨著粥內配料的不同，養生功效也各異，按季節分，如春天喝菊花粥可養肝解毒，夏天喝綠豆粥可清熱消暑，秋天喝銀耳粥可滋陰潤燥，冬天喝八寶粥則溫胃健脾。日常生活中，百合蓮子粥可安神補心有助睡眠，枸杞桑椹粥則可補腎壯骨適合腰膝酸軟者喝，山藥番薯粥可益氣通便適合便祕患者喝……

所以，於老年人而言，日常多喝粥，有助於強身健體、益壽延年。

5 把握好老年人的零食原則

從養生角度來說，吃零食不應該是青少年的專利，因為人體需要的各種微量元素，老年人適當吃點零食，對延年益壽、祛病強身也大有裨益。從心理學角度來說，平時適當吃點零食，對於老年人的心理保健還有著十分積極的意義和作用，由於老年人不再工作，時間變得更多，也更容易孤獨，這時候的零食不僅僅可以補充一些營養元素，也可以透過吃零食，放鬆心境，打發時光，進而獲得身心的調節與情緒的轉移。

吃零食對老人來說有諸多好處，但是，老年人吃零食也需要注意以下幾點：

1、數量不宜過多，適可而止

老年人吃零食不可一次食用過多，只能做為正餐的補充，讓胃腸總保持不饑、不餓、不飽的狀態即可。如果老人吃過多的零食，勢必會影響正餐的食慾，時間久了就會導致正餐營養不能足夠攝取。所以，老年人在三餐與零食之間的關係，應牢記「一日三餐，七八分飽；適當加餐，零食量少」這句話。

2、掌握吃零食的時間

建議老人吃零食最佳時間為下午15～16點之間，即午休後進點零食較好，其次是在上午9～10點可適當吃點零食，再來就是晚上睡前的20～21點之間，也可適當選擇一次，或者就根據自身需要，在這兩個時間點都可增加一次零食。一般而言，糖尿病患者只增加1～2次零食即可，對於肥胖、高血壓、高

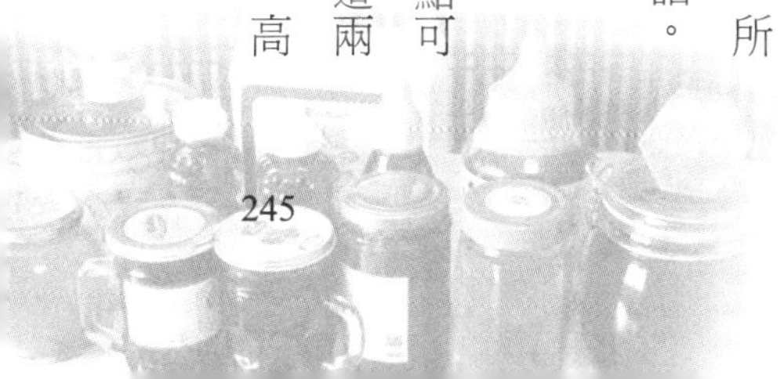

血脂、冠心病和曾經發生心肌梗塞的患者，則不建議晚上吃零食。

3、注意口腔衛生，正確選擇零食

老年人在挑選零食的時候，要注意少食或不食過硬、過熱、過冷、過酸或甜的食物。

另外，為了保持牙齒的健康，澱粉、脂肪和糖類豐富的零食也應少吃，因為糖類容易引起細菌的滋生，而澱粉會被唾液中的酶轉化為糖，脂肪則容易使食物黏附於牙齒上，這些原因都會助長牙菌斑的形成，不利於牙齒健康。

4、對這些零食「亮紅燈」

不吃燻烤、油炸的零食，因為這些食品在經過燻烤、油炸等過程中，很容易產生一些對身體健康有害的物質，嚴重的還會導致中毒或引發癌變。速食食品和即食食品等高熱量、高脂肪食物，也不應選做為老年人的零食。糖果、糕點、餅乾、碳酸飲料等也是些高熱量的食品，亦不宜選擇經常食用。另外，像雪糕、冰淇淋等冷涼的食品也不宜多食，因為這些會刺激胃腸道引起血管收縮，進而減弱人體的消化功能，容易誘發胃腸炎等疾患，腸胃功能本來就已減弱的老年人更是要少吃為妙。

Part6

安全最重要——別讓零食悄悄蒙上你的眼睛

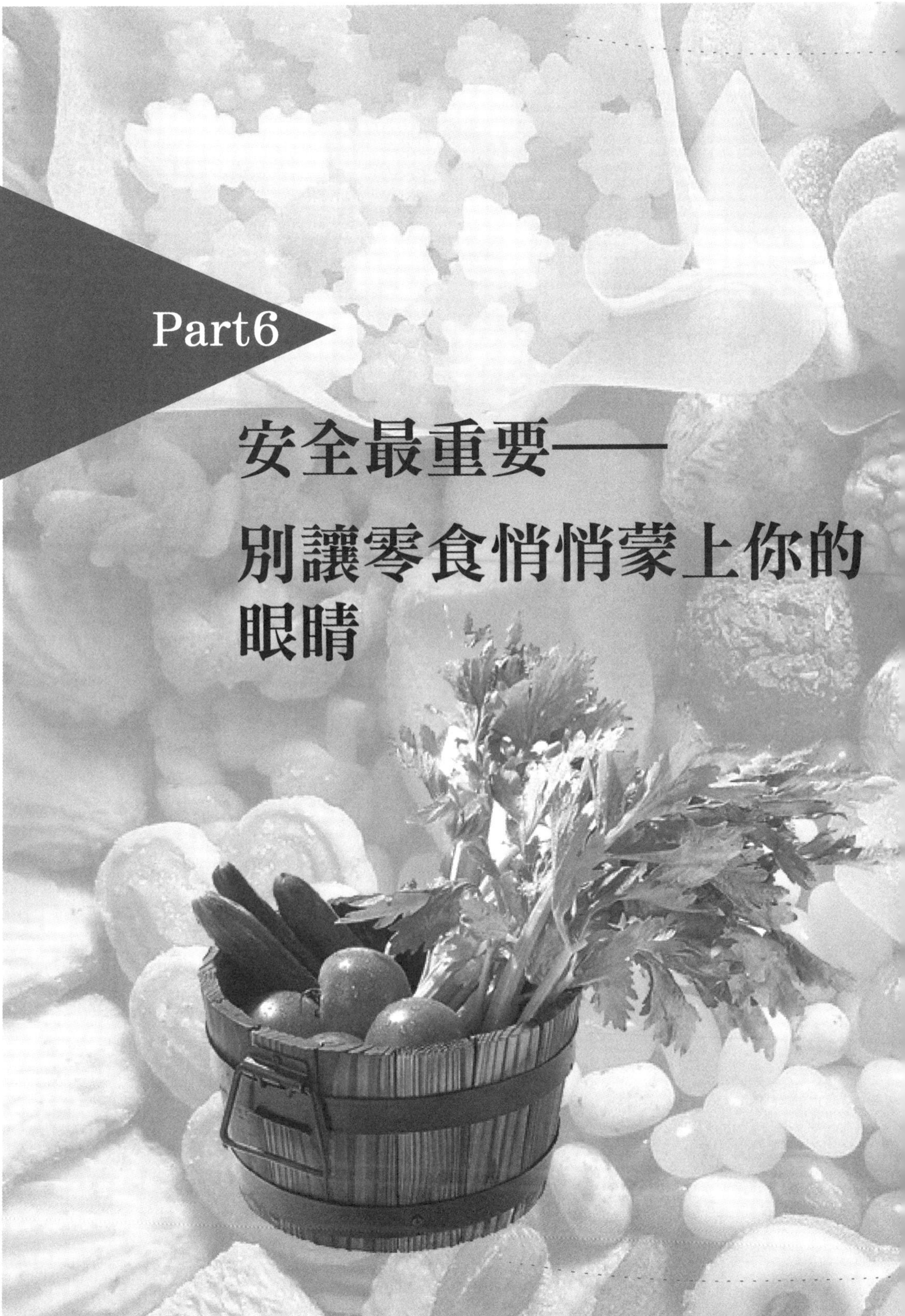

1 零食背後的添加劑你知道多少？

隨著五花八門、形形色色的零食撲向人們的目光的時候，人們在享用它們的同時，也要理智地來瞭解零食背後添加劑的常識問題，因為隨著各地食品品質安全事件的頻頻曝光，食品添加劑逐漸成為食品安全問題的主角。

儘管從健康角度來說，嚴格按照國家標準使用食品添加劑，不僅無害健康，也是食品加工不可或缺的一環。但是，總有一些不法商販會為了牟利而自己暗動手腳，讓這些花花綠綠的零食背後，暗藏危害人們健康的隱患……

1．防腐劑

食品防腐劑是廠商為了改善食品的品質，為了保證食品在運輸、儲存時的過程中的食品品質，進而加入食品中的天然或化學合成物質。食品中防腐劑的作用是抑制有害菌的繁殖，阻止有害細菌在食品中生長繁殖產生毒素，防止人們在食用後引起疾病。如果廠商嚴格按照國家頒布的標準，在食品中添加這些物質，對人體是不會構成危害的。

如果有些不法廠商或不合格的企業，在加入防腐劑的時候不能遵照國家頒布的標準執行，導致防腐劑過量的話，它就會成為人類健康的隱形殺手。人體如果攝入防腐劑過量，就很有可能罹患癌症，雖然在短期內不會有很明顯的病狀產生，但是這些致癌毒素在人體內長期累積，很容易引發患病危險，影響食用者健康，並且對下一代的健康也有不小的危害。

2．糖精

糖精化學名稱為鄰苯甲醯磺醯亞胺，市場銷售的商品糖精簡稱糖精鈉。糖精鈉的甜度非常高，約為蔗糖的450～550倍，所以糖精鈉十萬分之一的水溶液就能產生甜味感，濃度高了則會出現苦味。由於有科學家在實驗中發現，攝入大量的糖精鈉可以導致雄性大鼠膀胱癌。因此，現在糖精在大多數發達國家，一般被禁用在食品製作上。

由於糖精鈉具有高甜度又十分廉價的特點，市面上有些不法商家為了降低成本賺取暴利，在飲料、水果乾、蜜餞、堅果，甚至一些專供兒童消費的食物如果凍等，使用這些廉價的糖精來代替蔗糖以增加口感，甚至偷樑換柱以「蛋白糖」、「甜寶」等美名，掩蓋使用糖精的事實。糖精除了產生甜味的感覺，對人體並無任何營養價值，如果糖精過量，就會影響腸胃消化酶的正常分泌，使小腸的吸收能力降低，食慾減退，進而影響身體健康。

3．色素

為了引起人們的食慾和購買慾，有些零食在製作過程中都會加入色素。一般情況下，色素做為添加劑主要分天然色素和人工合成色素兩種。天然色素是從動、植物中提取的，人工合成色素是透過人工化學方式合成的。人工合成色素色澤鮮豔，比天然色素的著色力更強，價格也更加低廉，但人工合成色素本身沒有任何營養價值。

儘管天然色素相較而言好過於人工色素，但不管是天然色素還是人工合成色素，都對人體健康不利。人體一旦攝入色素過量，就會造成毒素沉積，對神經系統、消化系統等都會造成一定傷害。

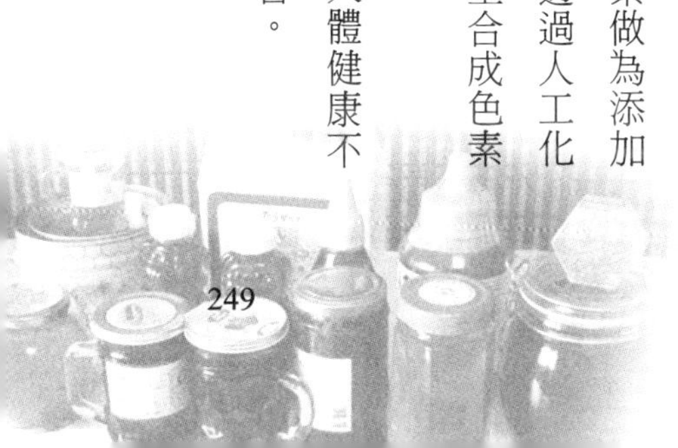

日常生活中，一些食品廠商為了追求小食品的「相貌」好看，往往過量使用人工合成色素，比如冰淇淋、糕點、罐頭、茶飲、碳酸飲料、果凍以及膨化食品等。

4．香精

日常生活中，我們常見的餅乾、糕點、飲料、罐頭、冷凍食品、乳製品、糖果、調味料、酒等食品內都有香精的存在。

不少廠商為了達到一定的口感，喜歡大量使用香精來刺激人的味覺，人們長期吃含有大量香精零食，往往就容易對這些濃烈的味感形成依賴，而對於牛奶、蔬菜等天然、清淡、有營養的食品失去興趣。長此以往，就容易導致人們的膳食結構不合理，影響人們對多種營養的均衡攝入。進而出現因胃口不好而引起的過分消瘦，或者是因為攝入了過多高熱量零食而導致身體肥胖的現象。

由此看來，我們在購買零食的時候，盡量去正規商場或超市購買有認證標誌的正規廠商生產的產品。而一些路邊的個體作坊或一些不合格廠商生產出來的零食，不僅原料品質得不到保障，而且加工方式和操作環境也不能保證，如果添加了過量的各種添加劑，勢必會影響我們的身體健康，為將來我們的疾病隱患提前買了單。

2 必需即時認清的零食陷阱

日常生活中，人們對於一些零食存在著認知錯誤觀念和不良的習慣，如果得不到即時的糾正，就會成為人們健康的陷阱。

一、對於零食認識的錯誤觀念主要有以下幾個方面：

錯誤觀念一：黑巧克力是很好的健康食品，能有效預防心臟病，因此可以放心大吃。

錯誤觀念糾正：黑巧克力中含有可以增加血液中的抗氧化成分，所以能有效防止心臟病的發生。但是，黑巧克力並不能多吃，因為黑巧克力對身體有益的成分主要是來自可可豆中的類黃酮物質，而大多數巧克力在經過加工的過程中，為了增加口感，去掉了其中帶苦味的類黃酮，所以巧克力可預防疾病的可能性就被打了折扣。另外，巧克力是高熱量、高脂肪、高糖分的食物，多吃對身體有害。因此巧克力只能是偶爾吃吃，不可大量食用。

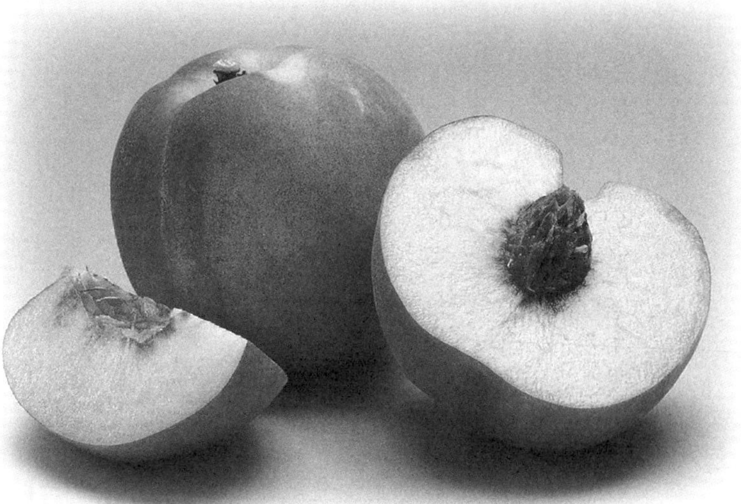

錯誤觀念二：水果乾、蜜餞由新鮮水果製成，可以代替新鮮水果經常食用。

錯誤觀念糾正：雖然有些水果乾和蜜餞是由水果加工而來的，但是水果在加工成水果乾和蜜餞的過程中，所含的維生素C基本上已經被完全破壞掉，並且加入了幾乎達99.9%以上的糖分，就這樣，製作好的水果乾和蜜餞除了擁有大量熱量之外，幾乎沒有其他營養。另外，有些水果乾和蜜餞在加工過程中，除了加入大量的糖外，還會加入大量的鹽，甚至有些水果乾為了提高其顏色和口感，還會加入防腐劑、色素、香精等添加劑，有些不法商販還會加入超標的添加劑，如果經常食用這類食品，可想而知，健康肯定會大受影響。

錯誤觀念三：堅果營養豐富，含有多種人體必需的營養成分，所以日常生活中可以放心地大量食用。

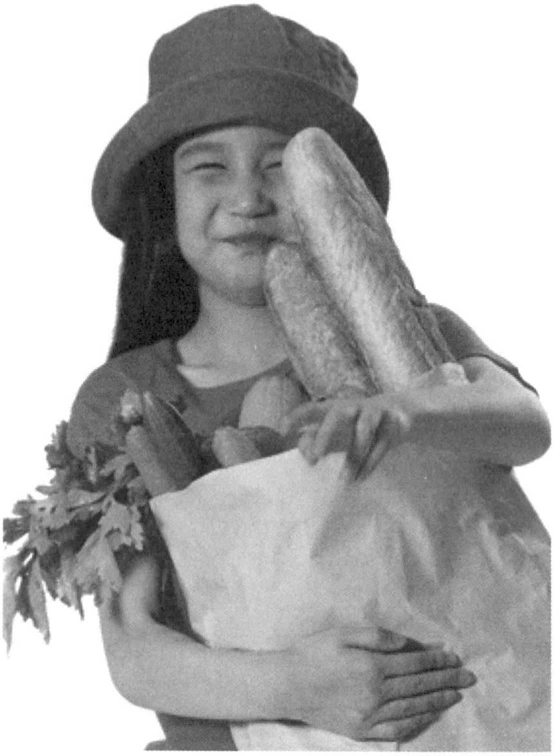

只有走出零食的健康陷阱，才會真正吃出健康，吃出快樂。

錯誤觀念糾正：儘管松子、腰果、核桃、開心果、榛果、花生等堅果類零食，含有豐富的纖維素、蛋白質、豐富的維生素B、E及多種礦物質成分，但是，堅果類食物大多含有大量的油脂，因此脂肪含量很高。舉個例子來說，50克瓜子仁中就含有相當於一碗半大米飯的熱量。所以，如果不想發胖的話，堅果類還是適量食用吧。

錯誤觀念四：魚乾和肉乾經過加工後，熱量已經降低，可以放心食用了。

錯誤觀念糾正：魚乾和肉乾是經過乾燥而成的食品，水分雖低卻保留了其中絕大多數的營養物質，因此，魚乾和肉乾是補充蛋白質的好食品。可是，大量食用肉乾、魚乾根本就不利於減肥，人體攝入的蛋白質一旦超過了自身的利用能力，還可能會形成致癌物質，對健康造成威脅。另外，在製作肉乾、魚乾的過程中，勢必要添加一部分添加劑，因此，多吃對健康的危害又增加了一層。

二、以下吃零食的不良習慣要杜絕：

不良習慣一：玩牌時吃零食助興，興致更高。

習慣糾正：儘管零食能增添遊戲的樂趣，但是這種方式卻並不值得提倡。因為撲克、麻將上面充滿了細菌，專家曾調查發現，一張半舊的撲克牌中，含有大量的肝炎病毒和痢疾桿菌，而且撲克越舊上面的細菌也就越多，如果邊吃零食邊玩牌，撲克牌就成了傳播病菌的最好媒介，各種病菌便會在玩牌者的手上、嘴巴上不斷傳遞，進而誘發各種腸道傳染病。況且如果玩牌者中有一個是帶菌者，這樣就很快透

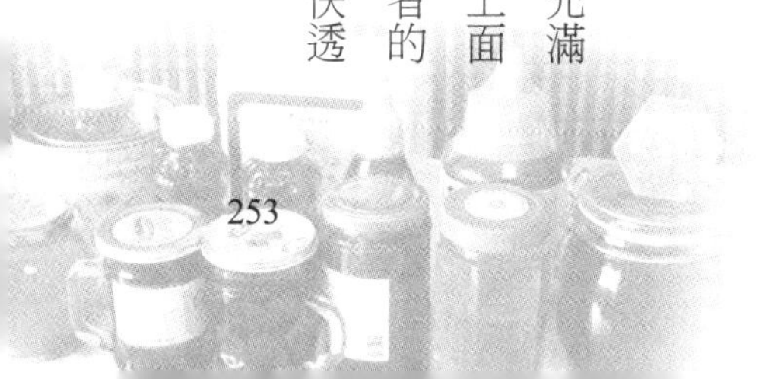

過手與手、牌與牌造成交叉感染，進而很容易導致其他的人也就疾病上身。所以，玩牌時吃零食助興的習慣一定要改掉才對。

不良習慣二：一邊看電視一邊吃零食，舒適又愜意。

習慣糾正：這種生活方式，會讓你肥胖，成為「超級沙發馬鈴薯」。「沙發馬鈴薯」就是指將大部分休閒時間用來躺在床上睡覺、或者抱著電視機的人，因為這樣他們就如馬鈴薯一樣在那裡一動不動，時間久了，人往往也就像馬鈴薯一樣變得胖胖圓圓的了。原本由於較長時間靜坐在沙發上看電視，因為不運動而沒有能量消耗，就很容易發胖，再加上不斷吃零食還會增加能量的攝入，其結果，勢必造成過多的能量累積，成為「超級沙發馬鈴薯」了。不僅如此，更危險的是，如果引起肥胖症則有可能轉化成膽結石，嚴重者還可發生癌變。

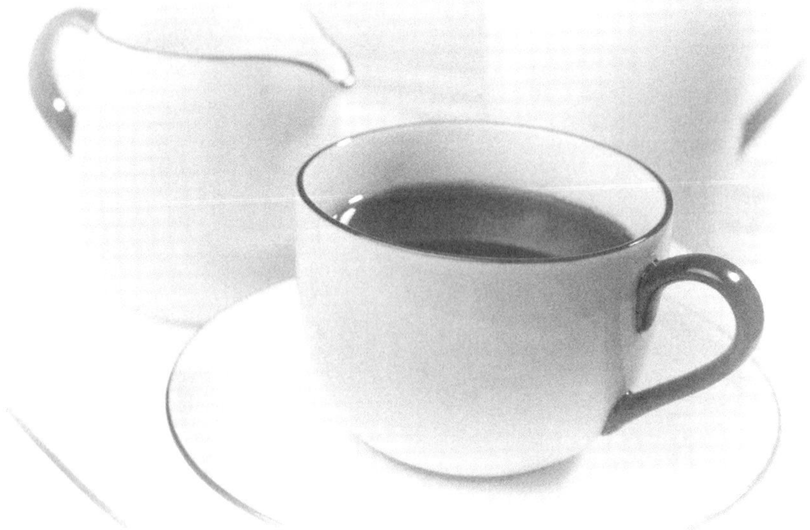

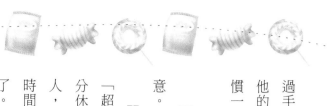

不良習慣三：主食熱量太高，可以用只吃零食的方法來瘦身。

習慣糾正：零食在製作過程中，大量維生素和優質蛋白往往被破壞，並且為了增加各種色香味，廠商要加入很多添加劑，因此零食大都營養價值不高。如果不吃主食，勢必會造成人體維生素、蛋白質等營養元素的缺乏，長期不吃主食而以零食果腹，難保不會造成營養不良、貧血等。另外，大多數口味好、有香濃口感的零食，都是屬於高熱量、高糖分、高脂肪的「三高」食物，這樣不僅不會達到減肥的效果，反而還會導致肥胖。所以，把零食當作正餐來減肥，並不科學，建議女性朋友不要盲目採用。

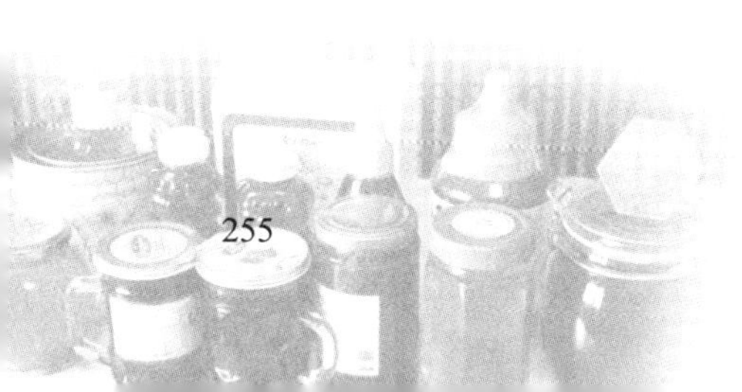

國家圖書館出版品預行編目資料

零食，應該這樣吃／胡建夫編著
－－第一版－－ 台北市：字阿文化出版；
紅螞蟻圖書發行，2009.11
面　　公分－－(Vitality；2)
ISBN 978-957-659-741-1 (平裝)

1.健康飲食 2. 營養

411.3　　98019680

Vitality 2

零食，應該這樣吃

編　　著／胡建夫
美術構成／Chris' Office
校　　對／周英嬌、鍾佳穎、楊安妮
發 行 人／賴秀珍
榮譽總監／張錦基
總 編 輯／何南輝
出　　版／字阿文化出版有限公司
發　　行／紅螞蟻圖書有限公司
地　　址／台北市內湖區舊宗路二段121巷28號4F
網　　站／www.e-redant.com
郵撥帳號／1604621-1　紅螞蟻圖書有限公司
電　　話／(02)2795-3656（代表號）
傳　　眞／(02)2795-4100
登 記 證／局版北市業字第1446號
數位閱聽／www.onlinebook.com
港澳總經銷／和平圖書有限公司
地　　址／香港柴灣嘉業街12號百樂門大廈17F
電　　話／(852)2804-6687
新馬總經銷／諾文文化事業私人有限公司
新 加 坡／TEL:(65)6462-6141　FAX:(65)6469-4043
馬來西亞／TEL:(603)9179-6333　FAX:(603)9179-6060
法律顧問／許晏賓律師
印 刷 廠／鴻運彩色印刷有限公司
出版日期／2009年 11 月　第一版第一刷

定價 280 元　港幣 93 元

ISBN 978-957-659-741-1　　Printed in Taiwan